Ralph Sander/Gerd Bökesch

Sex über 60

TOMUS

ISBN 3-8231-1323-2

3. überarbeitete Auflage

www.tomus.de

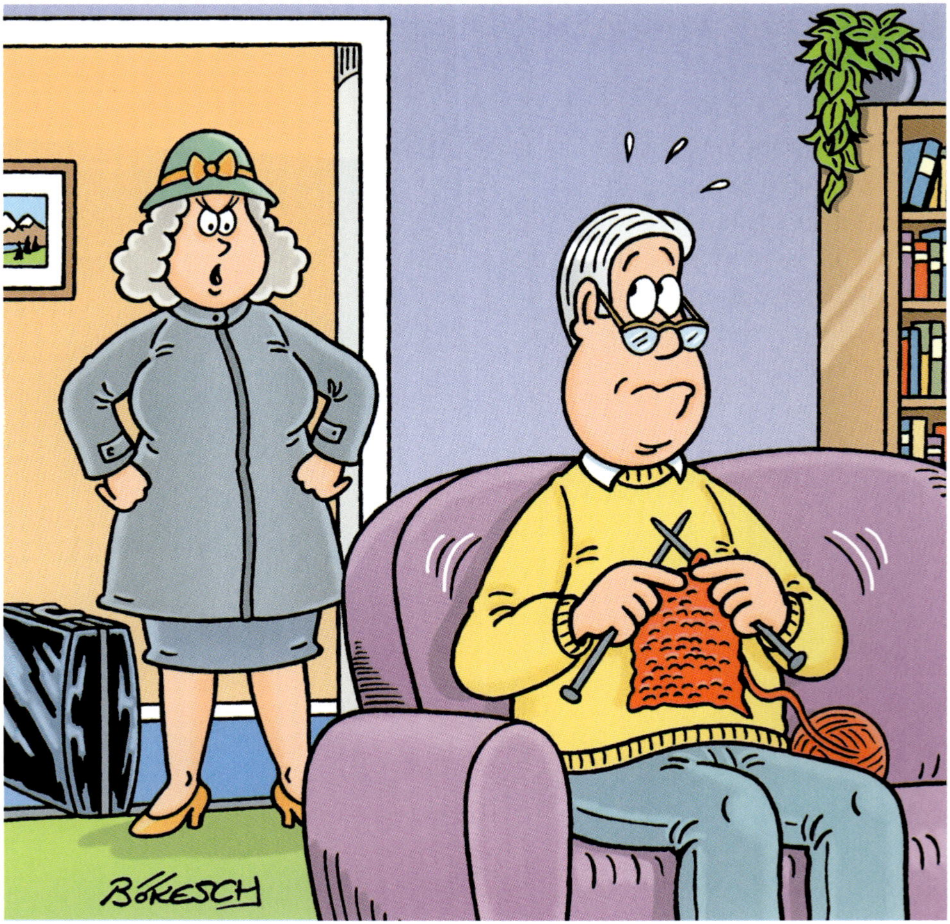

DU HAST MICH WÄHREND MEINER SECHS-WOCHEN-KUR KEINMAL BETROGEN? WAS BIST DU NUR FÜR EIN MANN ?!

Ein ganz normaler Tag

„Was machst du denn für 'n Gesicht, Kurt?", ruft Heinz, als er im Aufzug auf dem Weg nach unten seinem Nachbarn begegnet. Kurt – so wie Heinz schon ein paar Jährchen jenseits der 60 – macht eine wegwerfende Handbewegung.

„Na, komm schon, ich bin ganz Ohr", beharrt Heinz.

„Nicht nur du", erwidert Kurt und deutet mit den Augen auf die ach so freundliche Frau Kaiser aus dem achten Stockwerk, Tratschtante im gesamten Wohnblock, die – wenn es an echten Neuigkeiten fehlt – auch schon mal ein Gerücht in Umlauf setzt.

Heinz nickt verstehend. „Wieder Schwierigkeiten mit den dritten Zähnen?"

Kurt nickt knapp, woraufhin sich Frau Kaiser prompt mit einem Ratschlag an ihn wenden will. Aber zum Glück geht in dem Moment die Aufzugtür auf und sie sind im Parterre angekommen. Kurt und Heinz lassen ihr den Vortritt. „Auf diese Weise kann sie uns wenigstens nicht nachrennen", brummt Kurt.

„Wohin willst du eigentlich?"

„Oh, ich wollte nur mal in den Park und frische Luft schnappen", meint Kurt.

„Fein, da komme ich mit, und dann erzählst du mir, was los ist."

Im Park angekommen finden sie eine freie Parkbank. Es ist wie jeden Tag in den letzten zwei Wochen unerträglich heiß, und zahlreiche attraktive junge Damen haben beschlossen, sich oben ohne in der Sonne zu aalen.

„Das nenne ich doch mal eine schöne Aussicht", sagt Heinz. „Oder nicht?"

„Hör mir bloß auf mit den jungen Dingern", knurrt Kurt.

„Sag jetzt bloß nicht, sie hat mit dir Schluss gemacht?"

Sie – das ist Lucy, eine sehr vollbusige Schönheit, eine Blondine mit Dolly-Buster-Maßen, mit der Kurt seit zwei Wochen die Gegend unsicher gemacht hat.

„Nee, nee, ich hab Schluss gemacht", sagt er.

„Mach keinen Quatsch, so eine Sexbombe kriegst du doch so schnell nicht wieder."

„Will ich auch gar nicht", sagt Kurt. „Ich hab mein Leben lang nichts mit dem Herzen gehabt, aber wenn ich mit Lucy noch einen Tag länger zusammen wäre, dann bräuchte ich noch vor meinem Fünfundsechzigsten einen Herzschrittmacher." Er sieht zu einer Rothaarigen, die sich auf dem Rasen räkelt und ihn so herausfordernd ansieht, als hätte sie Gefallen an ihm gefunden. „Vorausgesetzt, der nützt mir dann überhaupt noch was."

„Das kann doch nicht wirklich so schlimm sein, oder?", meint Heinz nachdenklich.

„Denkst du", erwidert Kurt. „Ich will ja nicht prahlen, aber ich kann eine Frau immer noch glücklich machen, auch wenn meine liebe Adelheid seit zwanzig Jahren nicht mehr bei mir ist. Der Herr habe sie selig. Aber ich bin seitdem nicht gerade aus der Übung gekommen, bloß alles in Maßen."

Heinz wirft ihm einen fragenden Blick zu, es hilft nichts. Wenn er sich nicht jedes einzelne Wort aus der Nase ziehen lassen will, muss er Heinz alles erzählen.

„Hab ich dir erzählt, wie ich sie kennen gelernt habe?", fragt Kurt.

„Glaub nicht, aber vielleicht habe ich das auch schon wieder vergessen. Bin ja schließlich nicht mehr der Jüngste, vergiss das nicht."

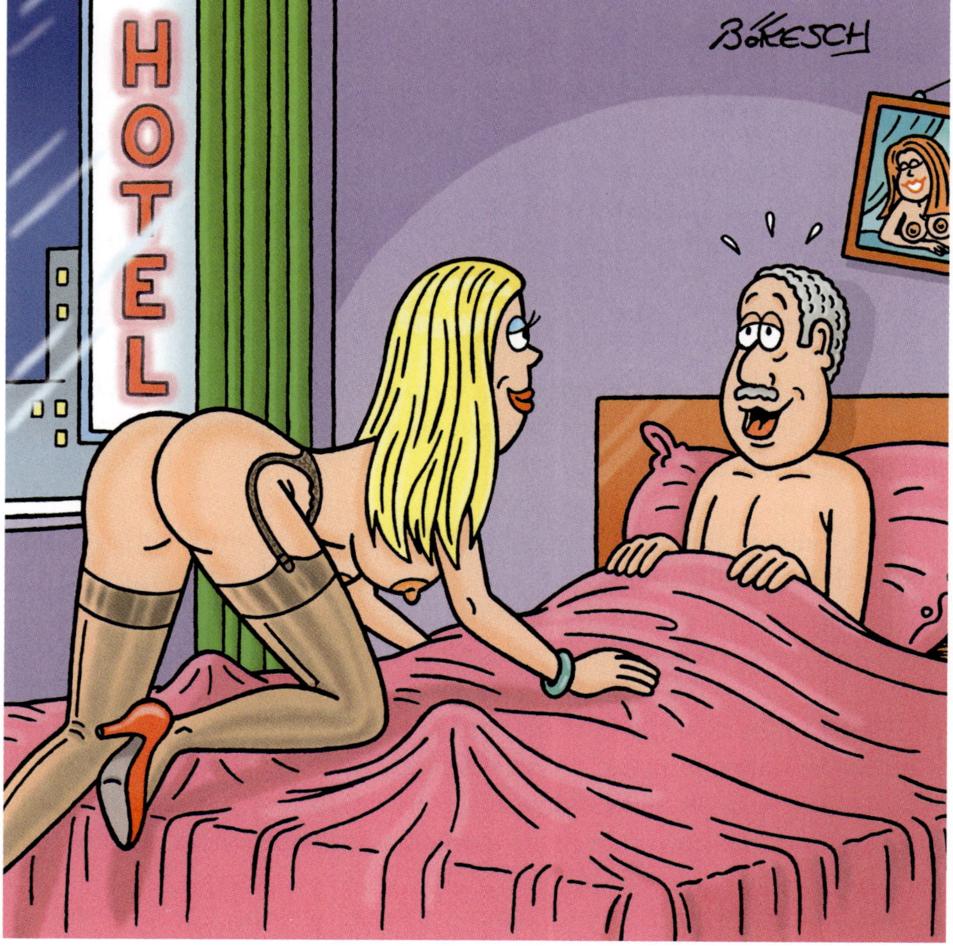

DARF ICH VORHER NOCH MEIN
TESTAMENT MACHEN ?

„Sie arbeitet bei so einem Striptease-Telegrammdienst und hatte sich in der Tür geirrt. Sie ist bei mir rein marschiert und hat sich vor meinen Augen ausgezogen."

„Ist nicht wahr!", fällt Heinz ihm ins Wort.

„Doch, und als sie fertig ist, frage ich sie, was das sollte. Und da stellt sich heraus, dass sie eine Etage zu tief gelandet war. Na ja, wir haben uns unterhalten, und irgendwann meinte sie dann, sie fände mich ... wie meinte sie das noch? Ach ja, *voll geil*."

„Was? Hast du dich etwa vor ihr ausgezogen, dass sie das gemerkt hat?"

„Ach, Quatsch!", zischt Kurt. „Da merkt man wieder, dass du dich zu wenig mit deinem Enkel beschäftigst. Heute sagen die doch zu allem *geil*, was die gut finden."

„Oh!", macht Heinz. „Zu unserer Zeit hat man so ein Wort ja nicht mal in den Mund genommen."

„Eben, aber sie meinte einfach nur, dass sie mich toll findet, ich hätte so was von Sean Connery an mir."

Heinz fängt an zu lachen, bis sein Kopf puterrot angelaufen ist.

„Was ist daran so lustig?", will Kurt wissen.

„Na, das ist doch nicht unbedingt ein Kompliment, damit hätte sie auch meinen können, dass du so aussiehst, als würdest du ein Toupet tragen."

„Komiker", meint Kurt nur, dann erzählt er weiter. „Ich habe sie gefragt, ob wir vielleicht mal zusammen essen gehen sollten, und sie war einverstanden. Dann hat sie mich umarmt und geküsst, also da ist mir doch ziemlich heiß geworden."

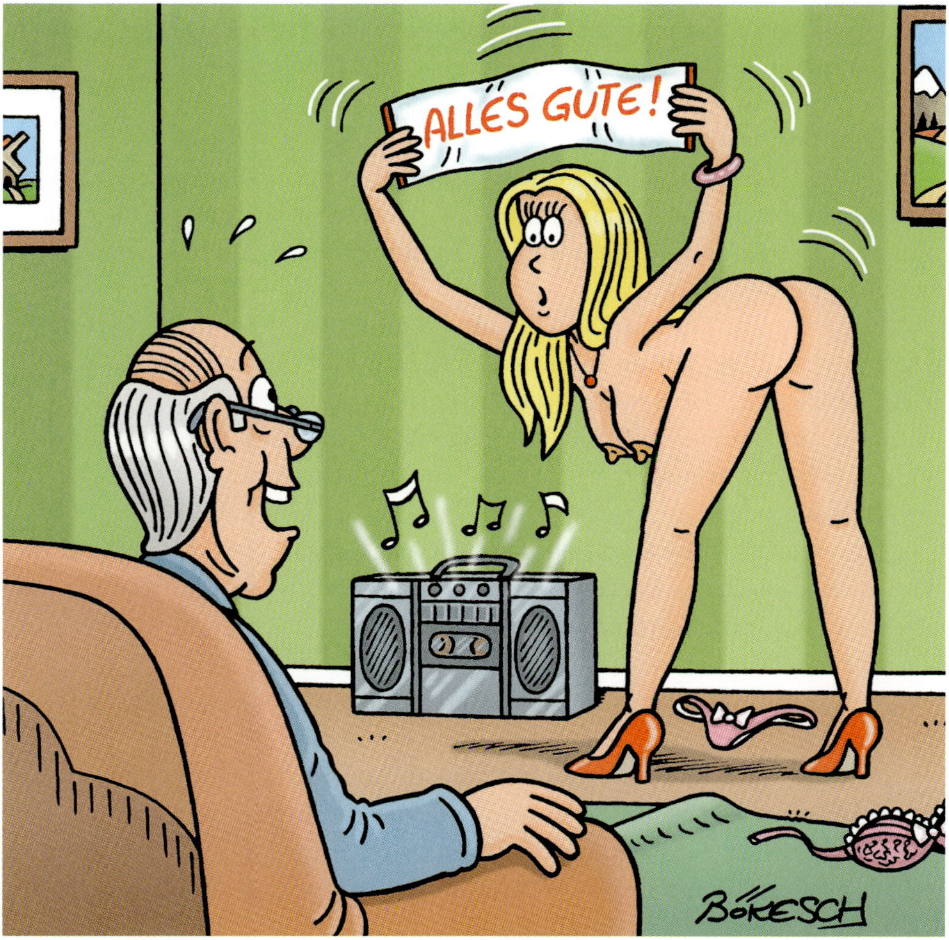

SIE MACHEN EINEN ÄLTEREN HERRN SEHR GLÜCKLICH, ABER IHR STRIPTEASETELEGRAMM-KUNDE WOHNT EINE ETAGE HÖHER !

„Und dann servierst du sie ab? Ich wäre froh, wenn mir bei meiner Marie-Luise mal heiß würde. Höchstens, wenn sie mir ein ABC-Pflaster auf den Rücken klebt."

„Sei froh", meint Kurt.

Die Rothaarige hat sich inzwischen hingesetzt und angefangen, ihre Arme mit Sonnenöl einzucremen, was sie so aufreizend langsam macht, dass Heinz und Kurt ihr in aller Seelenruhe dabei zusehen können.

„Zurück zum Thema. Lucy ist am gleichen Abend mit mir essen gegangen, und als wir da in dem piekfeinen Laden sitzen, sagt sie plötzlich zu mir: ‚Übrigens, ich habe kein Höschen an.'"

„Jaja", meint Heinz daraufhin lakonisch. „Ich habe doch auch im letzten Winter vergessen, die lange Unterhose anzuziehen, das war wirklich saukalt."

„Herrje, sie wollte mich doch damit anmachen, Heinz! Lucy hat an dem Abend ein ganz kurzes Kleid getragen, da hing fast der halbe Hintern raus, und dann erzählt sie mir, dass sie noch nicht mal was drunter trägt!"

„Ach so", entgegnet Heinz. „Sag das doch gleich. Ich dachte, sie wär vergesslich."

„Als wir dann nach dem Essen raus auf den Parkplatz gehen, zieht sie mich ins Gebüsch und will mich auf der Stelle vernaschen."

„Du Glücklicher", sagt Heinz daraufhin.

„Von wegen, ich war so in Panik, dass uns jemand entdecken könnte, da hat gar nichts mehr geklappt."

„Uups, peinlich."

„Kannst du wohl laut sagen. Wir sind dann zu mir in die Wohnung, und im Aufzug wollte sie schon wieder anfangen. Bloß hielt der zwei

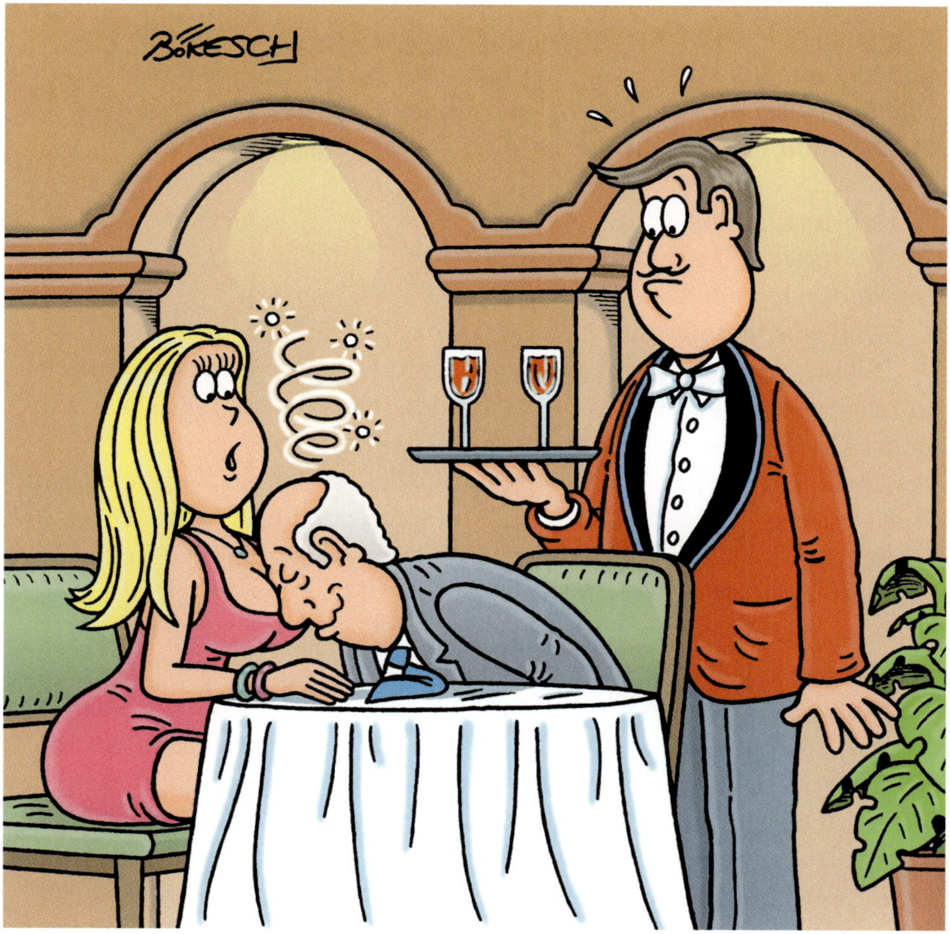

DABEI HABE ICH NUR ERWÄHNT, DASS ICH KEIN HÖSCHEN ANHABE, HERR OBER !

Etagen später schon wieder an, und die kurzsichtige Rittlevski aus dem siebten Stock kam rein, hat Lucy mit zusammengekniffenen Augen angesehen, und als wir auf meiner Etage waren, meinte sie im Vorbeigehen, meine Enkelin sei aber schon groß geworden."

Kurt macht eine Pause.

„Du hast doch gar keine Enkelin."

„Weiß ich auch."

„Und was meinte Lucy?", fragt Heinz.

„Nichts, sie fand das nur lustig. Wir sind dann in meine Wohnung, und das war schon viel besser als irgendwo im Gebüsch. Das wär auch nichts für meinen Rücken und mein Knie gewesen."

„Glaub ich dir aufs Wort", entgegnet Heinz, und nach einer kurzen Pause fragt er neugierig: „Und ist dann auch noch was passiert?"

„Ich sag doch, ich kann eine Frau immer noch glücklich machen, nur eben in Maßen."

„Also hast du sie ins Bett gekriegt?"

„Ja, aber das war gar nicht so einfach."

„Wieso? Ich dachte, sie war auf dich versessen."

„War sie auch, aber sie wollte überall anders, nur nicht im Bett. In der Küche, auf dem Wohnzimmertisch, unter der Dusche, auf dem Balkon, ich sag dir, das junge Ding hat vielleicht eine Fantasie. Aber so was kann ich mir nicht mehr leisten, wenn ich mir nicht am nächsten Tag eine Spritze gegen Hexenschuss bei Doktor Berger abholen will." Kurt zuckt mit den Schultern. „Wie gesagt, ich hatte es nicht gerade leicht, sie ins Schlafzimmer zu dirigieren. Aber damit waren die Probleme noch nicht vorüber. Es blieb nicht bei dem einen Mal an dem Abend."

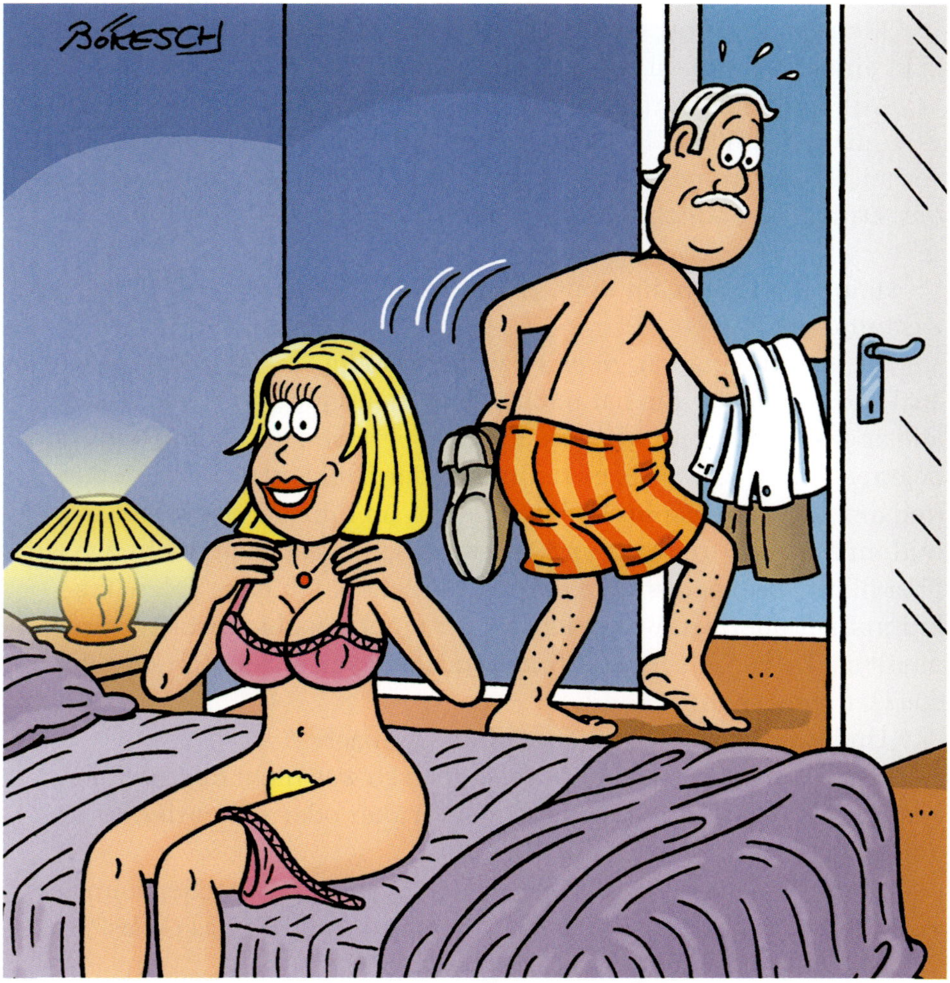

...UND MORGEN MACHEN WIR ES DANN IM
FAHRSTUHL, IM PARK UND IM MUSEUM !

„Mensch, sag bloß, du hättest es zweimal geschafft? Da erfüllst du ja in einer Nacht mein Soll von drei Monaten."

Kurt lehnt sich zurück. „Habe ich gar nicht, aber Lucy wollte nicht verstehen, dass ich keine Sexmaschine mehr bin. Die Zeiten sind vorbei. Sie hat immer wieder angefangen, bis ich dann eingeschlafen bin. Da hat sie endlich Ruhe gegeben."

Heinz kratzt sich am Kopf. „Aber ich denke, ihr wart vierzehn Tage zusammen."

„Ja, waren wir auch. Aber sie wollte ständig Sex mit mir haben, egal, wo wir waren. Sie hat mich in eine Boutique gezerrt, wo mich alle angesehen haben, als wäre ich ein Perverser, der kleine Mädchen begrapscht. Da wollte sie es mit mir in der Umkleidekabine treiben, und am nächsten Tag im Parkhaus, dann im Freibad, dann im Kino und im Museum und und und. Ich weiß schon gar nicht mehr, wo wir überall hingegangen sind in den zwei Wochen. Ich habe jeden Tag krampfhaft überlegt, wohin ich mit ihr einen Ausflug machen kann, damit sie keine Gelegenheit findet, mich zu verführen. Ich sage dir, das war nicht mehr schön."

„Und darum hast du mit ihr Schluss gemacht?"

„Ja, in unserem Alter kann man doch so was nicht durchhalten, und ich garantiere dir, dass mein Herz früher oder später den Geist aufgegeben hätte."

„Mhm", macht Heinz. „Obwohl ich mir das toll vorstelle, beim Sex zu sterben. Das hat so was ... wie sagt man heute? So was *Geiles*."

„Na, ich weiß nicht", sagt Kurt abschätzig.

„Tja, du hast halt das Glück, die Frauen wie magisch anzuziehen, vor allem die jungen Dinger. Die stehen halt auf volle weiße Mähnen.

Ich dagegen ...", Heinz streicht sich über den schütteren Haarkranz, „hab ja nicht mal eine Chance."

„Sei lieber froh, dass deine Frau nicht so jung ist, dass man sie für deine Enkelin hält. Es passiert vielleicht nicht mehr so oft was, aber überanstrengt wird auch keiner von euch beiden."

„Stimmt auch wieder."

In dem Augenblick erhebt sich die Rothaarige – immer noch oben ohne – und steuert zielstrebig auf Kurt zu.

„Entschuldigung", sagt sie zu Kurt. „Ich wollte Sie nur fragen, ob Sie mir vielleicht den Rücken mit Sonnencreme einreiben könnten. Ich habe mich beim Sport verrenkt und bekomme im Moment die Arme nicht so weit nach hinten." Dabei tänzelt sie von einem Bein aufs andere, was Heinz dazu bringt, den Blick nicht mehr von ihrem wippenden Busen abzuwenden.

Kurt schätzt die Rothaarige auf einundzwanzig, vielleicht zweiundzwanzig, aber nicht älter. *Gebranntes Kind scheut das Feuer*, denkt er. Und Rothaarige sollen ja noch feuriger sein. Lucy hat ihm wirklich gereicht, auch wenn es für das Ego eine schöne Sache ist ...

„Tut mir Leid, junge Frau, ich habe eine Sonnencremeallergie."

„Oh", sagt die Barbusige. „Schade, hätte mich sehr gefreut."

„Ich habe keine Allergie", wirft Heinz ein und reibt sich erwartungsvoll die Hände.

„Tut mir Leid, aber ich steh nicht so auf Opas", sagt sie und ist weg, ehe Heinz noch etwas erwidern kann.

„Tja, so alte Säcke wie wir haben's nicht leicht", meint Kurt und schließt die Augen.

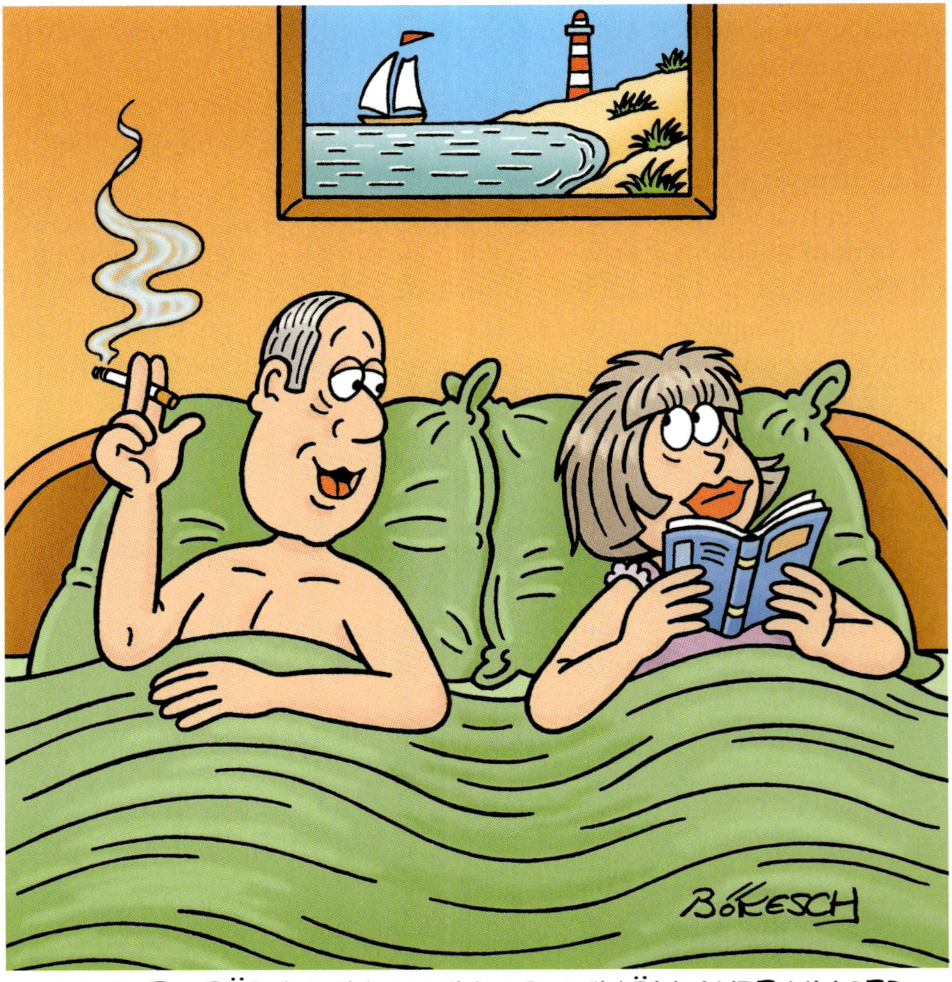

WAR ES FÜR DICH AUCH SO SCHÖN, WIE UNSER LETZTES MAL VOR FÜNF MONATEN ?

Auf Entdeckungstour

„Wohin willst du mich schleppen?“, fragt Caroline verdutzt.

„In ein Internet-Café“, erwidert Marie-Luise, während sie vor dem Spiegel steht und ihre Frisur in Ordnung bringt.

„Was soll ich mit diesem neumodischen Zeugs?“, will Caroline wissen. „Da habe ich doch gar keine Ahnung von.“

Marie-Luise zuckt nur mit den Schultern. „Du wirst schon sehen“, sagt sie nur. „Mein Heinz hat ja auch so ein Ding bei uns in der Wohnung stehen, aber da traue ich mich nicht ran.“

„Du kennst dich doch auch gar nicht mit Computern aus.“

„Na, hör mal“, erwidert Marie-Luise mit gespielter Empörung, „auch wenn meine Geburtstage seit letztem Dezember mit einer Sechs anfangen, kann ich mir doch auch mal was Modernes antun, oder nicht? Immerhin habe ich meinem Heinz ja auch beigebracht, wie er den Videorecorder programmieren muss.“

„Dann bekomme ich von dir bestimmt als nächstes deine Handynummer“, meint Caroline grinsend.

„Wieso? Hast du die noch nicht?“

Caroline sieht Marie-Luise einen Moment lang ratlos an, dann merkt sie, dass sie sie auf den Arm nehmen wollte.

Als sie das Haus verlassen haben, meint Caroline: „Du und dein Heinz, ihr habt euch auch gesucht und gefunden.“

„So lange wie wir schon verheiratet sind ...“, entgegnet Marie-Luise, führt den Satz aber nicht zu Ende. Caroline bemerkt an ihrem Gesichtsausdruck, dass sie in Erinnerungen schwelgt.

„Früher war Heinz so stürmisch“, meint Marie-Luise schließlich. „Aber in den letzten Jahren läuft da nicht mehr viel.“

„Du meinst im Bett?", fragt Caroline.

„Ja, da ist irgendwie die Luft raus, das ist alles zur Routine geworden", sagt Marie-Luise, dann wechselt sie abrupt das Thema: „Sag mal, ich verstehe nicht, dass du dich überhaupt nicht mehr nach einem Mann umsiehst."

„Ach, weißt du, nachdem Albert mich nach fast zwanzig Jahren Ehe verlassen hat, kann ich den Männern nicht mehr so richtig vertrauen."

„Na, hör mal, das ist doch jetzt schon über zehn Jahre her, du lebst ja wie eine Nonne."

„Marie-Luise, ich lebe ja zugegebenermaßen allein, aber das heißt ja nun wirklich nicht, dass ich nicht weiß, wie ich mich vergnügen kann."

„Aber so ganz ohne Mann?"

„Erzähl mir doch mal, wo ich in meinem Alter nach einem Mann Ausschau halten soll. Wenn ich mich in irgendein muffiges Lokal setze, dann will sich irgendein Scheintoter zu mir brudern, und wenn ich mich in ein Bistro setze, kommt allerhöchstens jemand an, der halb so alt ist wie ich und einen heftigen Ödipuskomplex hat. Da verzichte ich gerne drauf."

„Das muss ja nichts Festes sein, vielleicht mal für ein Abenteuer."

„Nee, du, lass mal gut sein, ich bin auch so zufrieden."

„Zufrieden ja, aber nicht glücklich."

Sie haben inzwischen das Internet-Café erreicht. „So, da wären wir."

„Ich weiß nicht, Marie-Luise, da komm ich mir wirklich komisch vor." Sie späht durch das Fenster. „Da sitzen ja fast nur Kinder."

„Nun stell dich nicht so an, Caroline. Da gibt es nichts, wofür du dich schämen müsstest, außerdem", ihre Stimme nimmt einen ver-

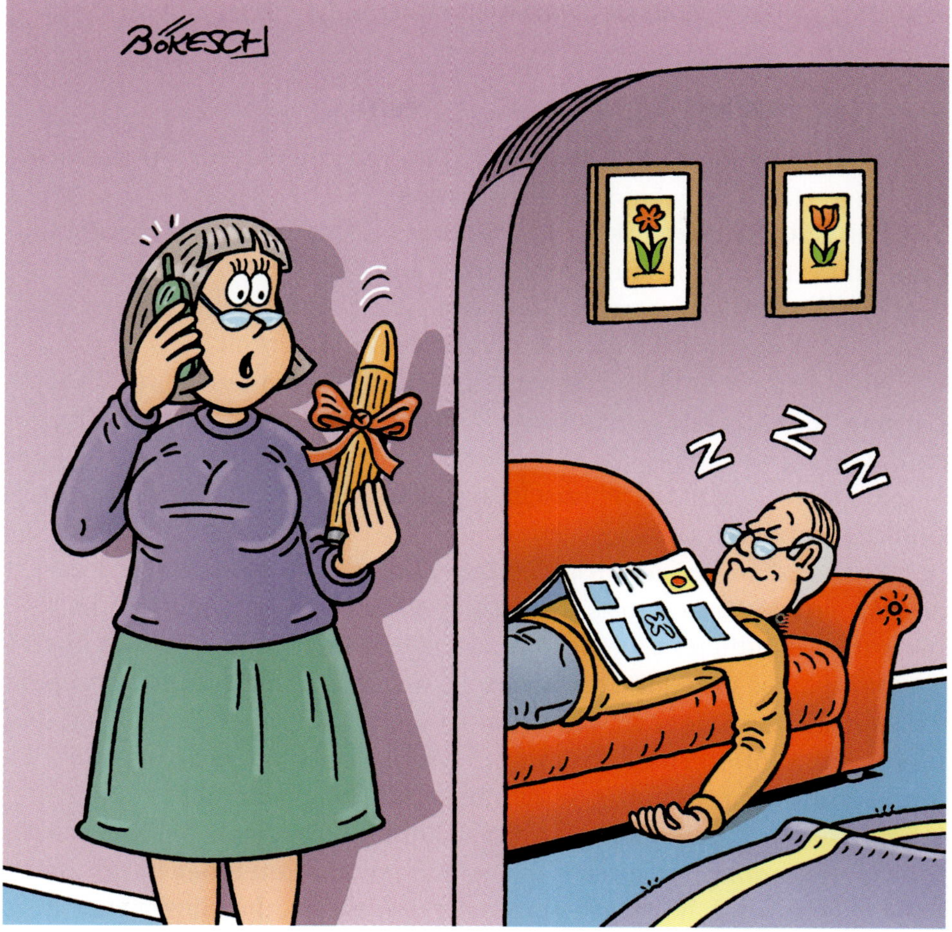

SEIT GERALD SECHZIG GEWORDEN IST, DRÜCKT
ER SICH VOR GEWISSEN EHEPFLICHTEN !

schwörerischen Tonfall an, „musst du ja nicht die ganze Zeit auf den Bildschirm gucken."

„Sondern?"

„Komm mit, ich zeig's dir."

Sie nehmen Platz, dann entdeckt Caroline einen Mann, Mitte zwanzig, lange Haare, muskulös, braungebrannt.

„Das ist Gonzalez", erklärt Marie-Luise. „Er betreibt das Internet-Café und erklärt den Neulingen, was zu tun ist."
Caroline nimmt fasziniert zur Kenntnis, wie knackig sein Hintern ist und wie gut der in der engen Jeans zur Geltung kommt.

„Na, habe ich zu viel versprochen?", meint Marie-Luise und versetzt Caroline einen Schubs in die Seite. „Aber starr nicht zu sehr auf ihn, dann wird er verlegen."

„Ich starre schon nicht", zischt sie zurück, während Marie-Luise Gonzalez zuwinkt.

„Buenos dias, Señora", sagt Gonzalez mit einem etwas übertriebenen Akzent zu Marie-Luise, dann sieht er Caroline an: „Señora." Er nickt ihr freundlich zu, seine volle dunkle Mähne gerät in Bewegung.

Marie-Luise erwidert irgendwas, aber Caroline hat nur noch Augen für Gonzalez. Sie sieht sich mit ihm an einem einsamen Strand, sie fühlt seine sanften Hände auf ihrem Körper, er beugt sich vor, sein Mund kommt ihrem näher, seine Zunge fährt langsam über seine Lippen, dann ... „Auch koffeinfrei?"... Caroline fühlt sich, als hätte sie in einer Seifenblase gesessen, die gerade jemand mit einer Nadel zum Platzen gebracht hat. „Wie?", stammelt sie irritiert, ihr Blick wandert von Gonzalez zu Marie-Luise. Die kann sich nur mit Mühe ein Grinsen verkneifen und sagt zu Gonzalez: „Ja, auf jeden Fall. Meine Freundin hat manchmal etwas zu hohen Blutdruck, da ..."

„Habe ich nicht", protestiert sie, aber Marie-Luise fällt ihr ins Wort: „Doch, du musst dich ja nur ansehen, du hast heute wieder einen knallroten Kopf."

„Also dann zwei Tassen koffeinfreier Kaffee", sagt Gonzalez und geht.

„Ich hab dir doch gesagt, dass du nicht starren sollst", sagt Marie-Luise und widmet sich dem Monitor. „Komm, Gonzalez hat uns freigeschaltet, jetzt können wir ab ins Internet."

„Ich habe nicht gestarrt", wiederholt Caroline, klingt aber nicht sehr überzeugend, zumal ihr Blick immer noch auf dem attraktiven jungen Mann haftet.

„Wenn Gonzalez zurückkommt, lassen wir uns von ihm erklären, wie das mit dem Computer geht."

Caroline sieht Marie-Luise überrascht an. „Ich dachte, du kennst dich mit Computern aus. Warum soll er dir dann was erklären?"

„Sieh dich doch um, hier sitzen nur junge Leute, die genau wissen, was sie machen müssen. Wir zwei alte Schachteln dagegen, wir dürfen uns doch ein bisschen helfen lassen."

Gonzalez bringt zwei Tassen Kaffee – natürlich koffeinfrei – und fragt: „Darf es sonst noch etwas sein, Señoras?"

„Sie müssen uns unbedingt noch mal erklären, wie wir im Internet etwas finden können", antwortet Marie-Luise. „Ich wollte es meiner Freundin Caroline erklären, aber ich weiß es nicht mehr. Das ist ja alles so neumodisch."

„Neumodisch schon, aber ganz einfach", sagt Gonzalez. „Warten Sie, ich hole mir einen Stuhl und dann bekommen wir das schon hin."

„Siehst du", sagte Marie-Luise, als Gonzalez noch einmal fortgeht. „So leicht ist das."

Gonzalez kommt wieder und nimmt zwischen den beiden Platz. Er beginnt zu reden und zu reden, er zeigt auf den Monitor, tippt etwas ein, wartet, dann zeigt er wieder etwas, redet weiter – aber weder Caroline noch Marie-Luise hören ihm richtig zu. Ihre Blicke wandern über seine muskulösen Oberarme, über seine langen, schlanken, aber kräftigen Finger, die mal über die Tastatur fliegen und zwischendurch seine Haare nach hinten streichen.

„Jetzt müssen Sie nur noch ein Suchwort eingeben, oder auch mehrere, ein paar Sekunden später zeigt Ihnen der Computer soundso viele Seiten an, die damit was zu tun haben“, erklärt Gonzalez und sieht von Caroline zu Marie-Luise. Als er merkt, dass sie ihm entweder nicht folgen wollen oder nicht folgen können, sagt er: „Vielleicht suchen Sie ja nach irgendetwas Bestimmten?“

Beide erwachen aus ihrer Trance und zucken richtig zusammen.

„Stützstrümpfe“, meint Caroline lakonisch, aber Marie-Luise kontert:„Von wegen Stützstrümpfe, suchen Sie mal nach Dessous, Gonzalez.“

Der lächelt verschmitzt und tippt das Wort ein, dann lässt er suchen.

Eine Liste von Seiten erscheint, er klickt eine von ihnen an, im nächsten Moment ist der Bildschirm mit Fotos von Frauen in Unterwäsche übersät. „Sehen Sie, so einfach ist das“, sagt Gonzalez, der den Eindruck macht, als würde er sich in der Gegenwart von zwei Frauen nicht so sehr über die Bildschirmanzeige freuen.

„Haben Sie eigentlich schon mal gechattet?“, fragt er, als einen Moment lang unangenehme Stille herrscht.

„Ge... was?“, fragen Caroline und Marie-Luise im Chor.

„Gechattet, also sich über das Internet mit anderen Leuten unterhalten?“

„Geht so was?“

„Na, sicher. Hier ...“, und wieder erklärt er viel und lang und wortreich, aber Carolines Blick ruht nur auf seinen Fingern, während ihre Gedanken sich damit befassen, was er mit diesen Händen alles Wunderbares anstellen könnte.

„Und über was unterhält man sich?“, will Marie-Luise wissen.

„Über was Sie wollen. Das hängt davon ab, wer sonst noch online ist“, erklärt Gonzalez.

„Wo muss man denn reinsprechen?“, fragt Caroline ahnungslos.

„Nein, nein, Sie schreiben das, was Sie dem anderen mitteilen wollen.“ Wieder tippt er etwas ein, dann sagt er zu Marie-Luise: „So, jetzt müssen Sie sich einen Namen aussuchen.“

„Ich?“, fragt sie verdutzt.

„Oder Sie.“ Gonzalez dreht sich zu Caroline um, die noch immer fasziniert von ihrem Lehrer ist.

„Ja, mach du das“, pflichtet Marie-Luise ihm bei. „Du kannst mit zehn Fingern schreiben.“

Gonzalez geht, da seine Arbeit für den Augenblick getan ist, die beiden sind wieder unter sich.

„Dann nenn dich doch ....“, Marie-Luise sieht sich um und entdeckt an einer Wand des Cafés ein Baywatch-Poster mit einer vollbusigen Blondine. „... Pam.“

„Also gut“, willigt Caroline ein. „Aber wenn ich nachher einem Serienmörder in die Finger falle, dann bist du schuld.“

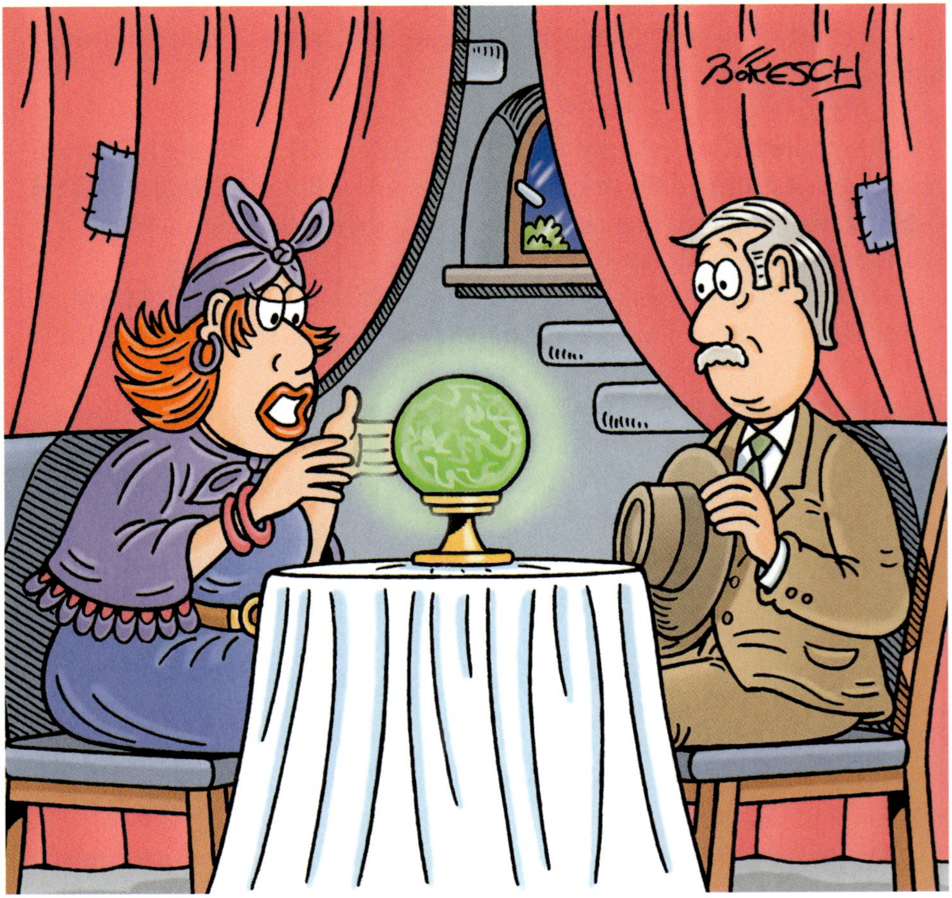

SO SEHR ICH MICH AUCH ANSTRENGE, IHR SEX-
LEBEN AB SECHZIG IST UNAUFFINDBAR!

Ins Netz gegangen

„Komm, lass uns gehen“, sagt Heinz, nachdem sie eine Weile auf der Parkbank gesessen haben. „Den Anblick ertrage ich nicht länger.“ Damit meint er natürlich die Rothaarige, die sich nur ein paar Meter von ihnen entfernt in der Sonne aalt und sich weiterhin keine Mühe macht, den beiden älteren Herrschaften den Blick auf ihre beachtliche Oberweite zu verwehren. Aber das wäre ja nicht das Schlimmste. Vor ein paar Minuten hat sich außerdem eine andere junge Frau zu der Rothaarigen gesellt, wohl eine Freundin von ihr. Die hat ebenfalls keine Probleme damit, oben ohne in der Sonne zu liegen, und das Allerschlimmste ist, dass sie jetzt auch noch angefangen haben, sich gegenseitig mit Sonnenschutzcreme einzureiben.

„Was denn, willst du mir erzählen, dass du Gefühle bekommst, wenn du den beiden da zusiehst“, zieht Kurt ihn auf.

„Nee, das nicht, aber dieser steile Zahn erinnert mich daran, dass ich diese Gefühle eben nicht mehr so bekomme, wie ich es gerne hätte.“

„Na ja, und was machen wir jetzt? Ich meine, hier haben wir wenigstens einen Platz mit schöner Aussicht.“

Heinz grinst verschwörerisch: „Ich weiß was mit besserer Aussicht.“

„Mit besserer Aussicht?“

„Na klar, etwas, wo es mehr zu sehen gibt als nur das Holz vor der Hütte.“

Kurt winkt ab. „Na, vergiss das mal schön, mich kriegst du nicht in eine Stripteasebar oder vielleicht sogar noch in ein Bordell. Du kennst doch den Kalauer mit dem Seniorentarif im Eros-Center.“

„Ich glaube nicht, erzähl mal“, sagt Heinz.

„Na, Seniorentarif klingt doch nach Ermäßigung, nicht?“

Heinz nickt zustimmend.

„Aber im Eros-Center heißt das dreifacher Tarif.“

„Wieso denn das?“

„Weil die meinen, dass Herrschaften in unserem Alter nicht innerhalb von zehn Minuten bedient werden können.“

„Sehr witzig, wenn ich will, dann kann ich auch.“

„Das ist auch eine gute Ausrede.“

Heinz schweigt einen Moment lang, weil er nicht so recht weiß, ob er die letzte Bemerkung nun lustig finden soll oder nicht. „Mit mehr Aussicht meine ich doch was ganz anderes, Kurt. Komm, wir gehen nach oben, meine Marie-Luise ist mit einer Freundin unterwegs.“

„Zu dir nach oben? Was soll es denn da zu sehen geben? Hast du vielleicht ein Dienstmädchen eingestellt, das du im Minirock Staub wischen lässt?“

„Ach, Quatsch, ich hab was ganz Modernes, ich sage nur ein Wort: Internet.“

„Woher hast du das Ding denn?“, fragt Kurt, als sie in die Wohnung von Heinz und Marie-Luise gehen.

„Das ist von unserem Sohn, der hat sich ein neues Not... Not... na, wie heißen die Kisten denn jetzt gleich noch mal?“

„Ein Notebook“, hilft ihm Kurt aus der Klemme.

„Ja, genau. Und jetzt hat er das alte Gerät bei uns hingestellt, damit er uns zwischendurch was schicken kann, wenn er keine Zeit zum Anrufen hat.“

„Was schicken?“, Kurt weiß, dass Englisch alles andere als eine große Stärke von Heinz ist, und genau deshalb lässt er ihn so gerne mal zappeln. „Was denn?“

„Na, so ein Dings. Eine Emaille.“

„Eine was?“

„Eine Emaille, glaub ich.“

„Du meinst bestimmt eine E-Mail“, hilft ihm Kurt schließlich doch noch auf die Sprünge. „Das heißt so viel wie elektronischer Brief.“

„Meinst du, ich wüsste das nicht?“

Er schaltet das Gerät ein, nachdem er Anweisungen auf einem Zettel studiert hat, die ihm wohl sein Sohn notiert hat.

„Wenn sich Marie-Luise abends früher hinlegt, dann geh ich hier ins Internet und guck mir tolle Frauen an.“

„Ach, darum ist bei dir sooft besetzt“, wirft Kurt amüsiert ein.

„Wie meinst du denn das?“

„Na, wenn du doch über die Leitung da ins Internet gehst, dann ist deine Telefonleitung besetzt.“

„Oh“, macht Heinz nur.

Wieder liest er auf dem Zettel etwas durch, dann springt er mit einem Finger von Taste zu Taste.

„Was sagst du dazu?“, fragt er voller Stolz, als er nach einigen Tippfehlern endlich eine Seite gefunden hat, die er Kurt zeigen will.

„Na, die sehen ja ziemlich gut aus. Ein bisschen viel Silikon, aber ansonsten nicht schlecht.“

„Sieh es dir an, die haben doch überhaupt kein Schamgefühl, dass die sich so vor die Kamera stellen ...“

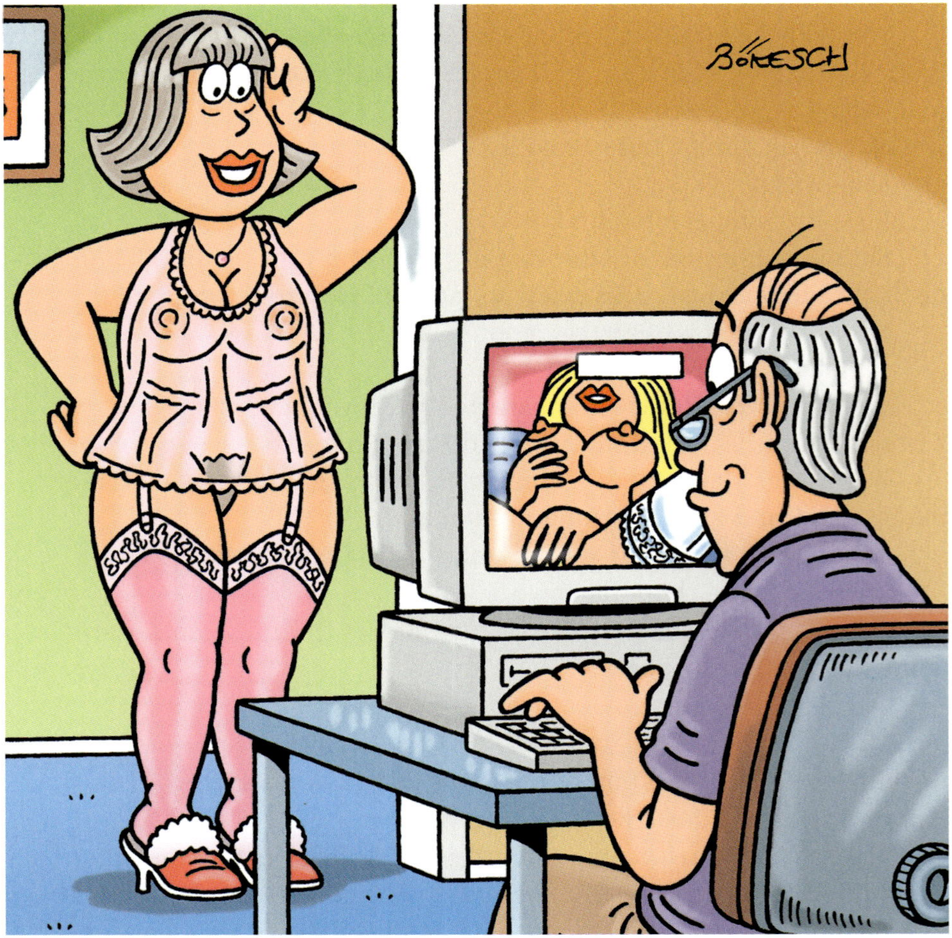

TOLL, DIESES INTERESSE FÜRS INTERNET IN DEINEM ALTER, ABER WIE WÄR'S MIT ETWAS SPAß ZWISCHENDURCH ?

„Du meinst *legen*“, sagt Kurt. „Und beschwer dich nicht, wir haben ja auch kein Schamgefühl, sonst würden wir uns so was nicht ansehen.“

„Du glaubst ja gar nicht, wie viele Seiten mit Fotos es gibt. Bloß sind so viele auf Englisch.“

„Ja, aber nicht die Fotos.“

„Ja, die sind scharf“, sagt Heinz.

„Na, stell dir mal vor, die wären verschwommen, dann würde das ja gar nichts bringen.“

„Verschwommen?“, fragt Heinz verwundert, geht aber dann schon wieder ganz in einer Seite auf. Eine überaus vollbusige Blondine räkelt sich in allen möglichen Posen, sie ist oben ohne, trägt aber eine rosa Lackhose, in der sie ihre rechte Hand verschwinden lässt. „Die wär doch was, oder?“

„Ach, was soll's“, sagt Kurt und steht auf. „Warum soll ich von einer Frau träumen, die wahrscheinlich genauso wie Lucy ist? Wenn junge Frauen auf ältere Männer stehen, dann heißt das halt noch lange nicht, dass sie auch verstehen, dass es bei uns etwas gemächlicher zugeht.“

„Ich finde ja, du hättest Lucy das sagen sollen“, wendet Heinz ein. „So schnell findest du so eine nicht wieder.“

„Oh, weißt du, als ich jung war, hab ich auch gedacht, lass die alten Säcke mal reden. Die immer mit ihrem Gefasel von Alter und Erfahrung und Reife, hab ich mir gesagt. Aber heute ist das ganz anders. Lucy ist halt so, wie ich in ihrem Alter auch war. Gerade was Sex angeht. Da kann man nicht genug davon kriegen, und daran ändert sich auch nichts, wenn man älter wird. Denkste.“ Er schüttelt den Kopf. „Sie kann das einfach nicht verstehen. Und das kann die da“, er deutet auf die Blondine auf dem Bildschirm des Notebooks, „auch nicht. Und auch nicht die süße Rothaarige von vorhin im Park."

Kurt setzt sich wieder hin. „Kann das Ding eigentlich auch noch was anderes, als nicht jugendfreie Bilder hervorzaubern?"

„Ja, da hat mir unser Sohnemann noch was gezeigt, warte mal … hier unten", er bewegt die Maus in eine Bildschirmecke. „Hier kannst du … wie heißt das: katten."

„Katten? Lass mal sehen, was da steht." Kurt sieht auf das kleine Fenster, das sich geöffnet hat. „Ach so, chatten heißt das."

„Ja, genau, da kannst du rein und irgendwelchen Leuten schreiben, die auch gerade im Internet sind, und die schreiben dann zurück."

„Klingt interessant, mach doch mal."

Ein Klick und der ganze Bildschirm verändert sich, die beiden User jenseits der Sechzig sind in einem Chatroom gelandet.

„Da steht was", sagt Heinz. „Du sollst deinen Namen eingeben. Also schreib. K-U-R-T."

„Warte mal, ich weiß doch gar nicht, wer das zu lesen bekommt. Von wegen meinen Namen, ich nehme was anderes. Lass mal überlegen … irgendetwas Ausgefallenes."

„Nimm was Französisches."

„Ja, das ist gut. Jacques … Jean-Luc … Jean-Pierre! Das klingt gut!"

„Na, dann schreib mal."

„Was soll ich denn schreiben?"

„Schreib einfach *hallo*, dann werden wir ja schon sehen, ob irgendjemand da ist.

„Jetzt schreib doch mal was", drängt Marie-Luise, „ich kann es ja gar nicht mehr abwarten."

„Jaja, ich bin ja schon dabei“, erwidert Caroline und fängt an zu tippen.

Pam > Hallo!

Einige Sekunden lang passiert nichts. „Und jetzt?“, fragt Caroline.

„Abwarten.“

Dann tut sich was.

Jean-Pierre > Auch hallo!

„Na, sieh mal, gleich ein Volltreffer!“, jubelt Marie-Luise. „Und auch noch ein Franzose. Wie romantisch. Mach weiter!“

Pam > Ich bin die Pam.

Jean-Pierre > Und ich bin Jean-Pierre.

„Was soll ich denn jetzt tippen?“

„Frag ihn, woher er kommt.“

Pam > Woher kommen Sie?

Kurt sieht Heinz erschrocken an. „Schöne Bescherung. Erst meldet sich jemand, und jetzt werde ich ausgefragt. Was soll ich denn schreiben?“

„Wenn du schon Jean-Pierre heißt, dann musst du auch aus Paris kommen.“

„Diese ... diese Pam wird doch merken, von wo aus ich das schreibe“, gibt Kurt zu bedenken.

„Wieso? Du weißt doch auch nicht, wo Pam sitzt und was schreibt.“

„Und warum kann ich dann Deutsch, wenn ich aus Paris komme?“

„Kurt, manchmal ist es schwer, mit dir einfach nur Spaß zu haben. Denk doch nicht an alles Mögliche, wenn du noch gar nichts gefragt worden bist. Außerdem hast du hier Zeit zum Antworten. Ist ja nicht so wie am Telefon.“

„Stimmt, du hast Recht“, sagt Kurt und tippt.

Jean-Pierre > Aus Paris.

Pam > Oh, aus der Stadt der Liebe.

„Merkst du was, die ist richtig scharf“, kommentiert Heinz die Reaktion.

Jean-Pierre > Stimmt. Und woher kommen Sie?

Es folgt eine kurze Pause. „Jede Wette, dass die uns auch einen Bären aufbindet, sonst würde die nicht so lange für die Antwort brauchen“, meint Heinz fachmännisch.

Pam > Aus München.

Jean-Pierre > Auch eine schöne Stadt.

Pam > Und was machen Sie den ganzen Tag?

„Ich werd bestimmt nicht *Frührentner* schreiben!“, sagt Kurt, der allmählich Gefallen an dem Chat findet.

Jean-Pierre > Ich arbeite im Freizeitmanagement.

„Freizeit ... was?“, fragt Heinz, während Kurt seinen Antwort abschickt.

„Was willst du, ich manage schließlich Freizeit. Meine eigene.“

Pam > Das klingt sehr aufregend.

Jean-Pierre > Und womit verbringen Sie den Tag?

„Oh, Schreck, was mache ich denn jetzt?“, Caroline sitzt wie erstarrt vor dem Bildschirm.

„Wieso?“, fragt Marie-Luise. „Was machst du denn den ganzen Tag?“

„Was denn wohl? Ich bin in Rente, ich mache nichts.“

„Dann schreib doch, dass du das Leben genießt.“

Pam > Ich lasse es mir den lieben langen Tag gutgehen.

„Klingt nicht sehr überzeugend, mein Franzose macht sich jetzt bestimmt aus dem Staub“, meint Caroline skeptisch.

Jean-Pierre > Es könnte sein, dass ich neidisch werde.

Pam > So wild ist das nun auch nicht.

Jean-Pierre > Ich mag Frauen, die genießen können.

„Caroline, du solltest allmählich mal zur Sache kommen“, sagt Marie-Luise plötzlich.

„Zur Sache kommen?“, Caroline schüttelt verständnislos den Kopf. „Was meinst du denn?“

„Na, überleg doch mal, dieser Jean-Pierre sitzt doch wer weiß wo, da kannst du doch etwas direkter werden und mal ein bisschen in Richtung Erotik gehen. Immerhin ist er Franzose, die haben die Erotik doch förmlich erfunden.“

„Ich weiß nicht, ich kenne ihn doch eigentlich überhaupt nicht.“ Caroline ziert sich, aber man merkt ihr an, dass der Gedanke ihr schon zusagt. „Na gut, versuchen kann ich es ja mal. Und wie soll ich das anfangen?“

„Schreib doch einfach ...“, fängt Marie-Luise an und flüstert ihr dann etwas ins Ohr.

Pam > Ich liebe es, wenn ein Mann mich von Kopf bis Fuß massiert.

„Was hab ich dir gesagt? Die ist ganz versessen auf dich“, tönt Heinz los, als er die Zeile liest.

„Nicht auf mich, sondern auf Jean-Pierre, den Franzosen“, berichtigt ihn Kurt.

„Ist doch egal“, meint Heinz. „Jetzt schreib, dass du sie vernaschen willst.“

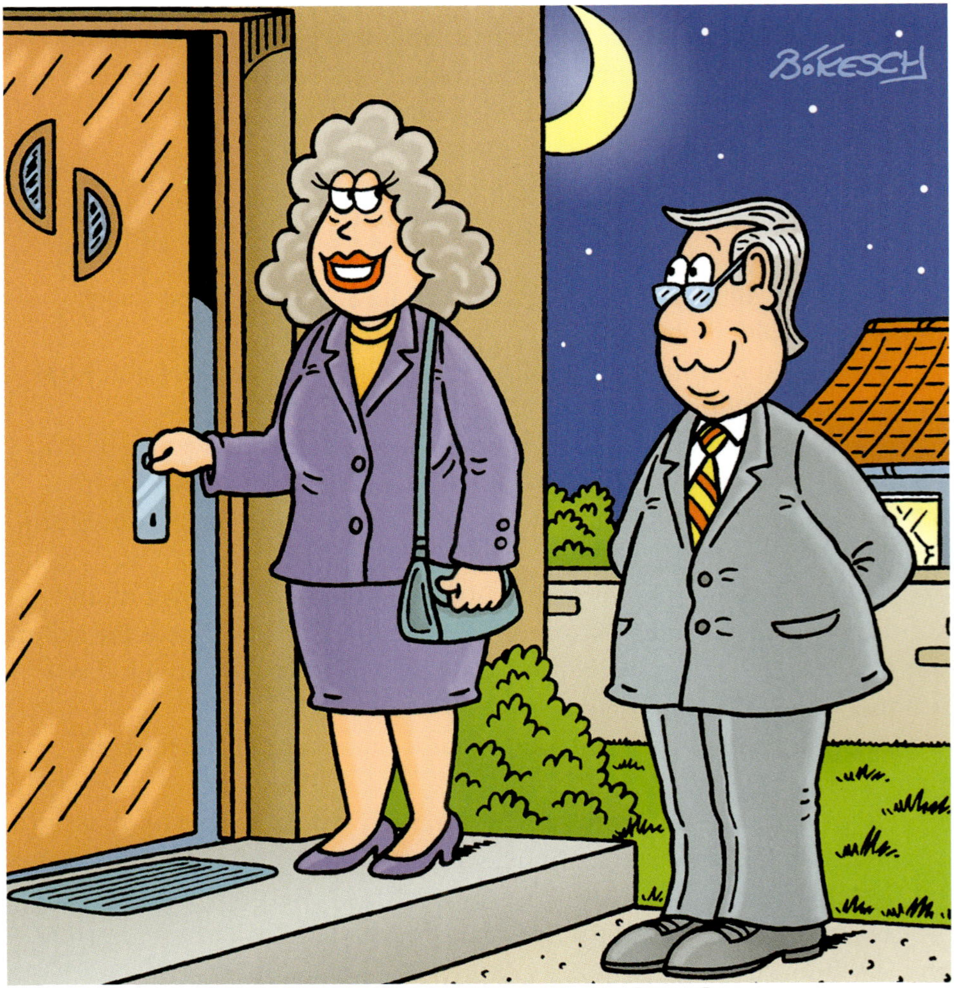

KOMMST DU NOCH AUF EINEN
BLASENTEE REIN ?

„Den Teufel werde ich tun. Ich bin doch nicht so plump."

Jean-Pierre > Das könnte ich mir sehr angenehm vorstellen, aber ich könnte es mir noch besser vorstellen, wenn Sie sich beschreiben würden. Dann hätte ich ein etwas besseres Bild von Ihnen.

„Mal sehen, wie sie aussieht", sagt Kurt. „Oder was sie mir erzählt, wie sie aussieht."

„Also jetzt wird es mir zu bunt", meint Caroline entschieden. „Bislang war das ja mehr so ein Flunkern, aber ich kann nicht solche Lügengeschichten auftischen. Ich werde ihm schreiben, wer ich bin und vor allem, wie alt ich bin. Und wie ich aussehe, lasse ich diesen Franzosen auch wissen."

„Bist du verrückt?", hält Marie-Luise sie auf. „Das ist doch nicht todernst. Das ist doch mehr so wie ein ... wie ein Rollenspiel. Meinst du, dieser Franzose ist wirklich ein Franzose? Der hat noch nicht einen Tippfehler gemacht, da stimmt doch auch was nicht."

„Warum soll ich einem wildfremden Mann was vormachen? Vielleicht ist er sogar noch ein Kind, irgendein Zehnjähriger, der sich einen Spaß erlaubt!"

„Und? Du erlaubst dir auch nur einen Spaß, weiter nichts."

Caroline muss einsehen, dass ihre Freundin Recht hat.

Pam > Ich will ja nicht prahlen, aber ich kann mit den Maßen 85-60-85 aufwarten, ich bin 1,70 m groß, und bislang hat noch jeder Mann gesagt, dass ich seeeehr sinnliche Lippen habe. Übrigens habe ich lange blonde Haare, die mir fast bis zum Po reichen.

„Volltreffer!", jubelt Heinz.

„Ach, das war doch klar, dass so was kommen musste", hält Kurt dagegen und tippt seine Erwiderung.

Jean-Pierre > Fast zu schön, um wahr zu sein.

Pam > Das sagt mir auch jeder Mann.

Jean-Pierre > Das muss doch ein schönes Gefühl sein, oder?

Pam > Auf jeden Fall. Und wie sehen Sie aus?

„Ich könnte sie ja ärgern und sagen, dass ich 1,30 Meter groß bin und 180 Kilo wiege", überlegt Kurt einen Moment lang.

„Lass sie doch. Selbst, wenn sie dir was vormacht. Was soll's? Die Vorstellung, dass sie wirklich so aussehen könnte, hat doch auch was für sich."

„Stimmt", erwidert Kurt.

Jean-Pierre > Oh, ich möchte nicht zu selbstverliebt wirken, aber ich höre immer wieder, dass ich einen athletischen Körperbau habe.

„In welcher Disziplin?", wirft Heinz ein. „Im Bierflaschen stemmen?"

„Witzbold", gibt Kurt zurück und schreibt weiter.

Jean-Pierre > Ich bin 1,85 m groß, wiege meistens um die 80 Kilo, wenn ich nicht gerade im Übermaß meiner Heimatküche gefrönt habe, und ich halte mich mit Jogging fit. Mein Haar trage ich schulterlang, und ich habe einen Kinnbart.

Pam > Sie werden bestimmt von den Frauen umschwärmt.

Jean-Pierre > Da halte ich es mit dem Sprichwort vom Gentleman, der genießt und schweigt.

„Sehr gut", kommentiert Heinz.

„Lock ihn mehr aus der Reserve", fordert Marie-Luise. „Da knistert ja noch gar nichts."

„Ganz langsam, ich will ja nicht wie eine Nymphomanin dastehen."

Pam > Haben Sie erotische Träume?

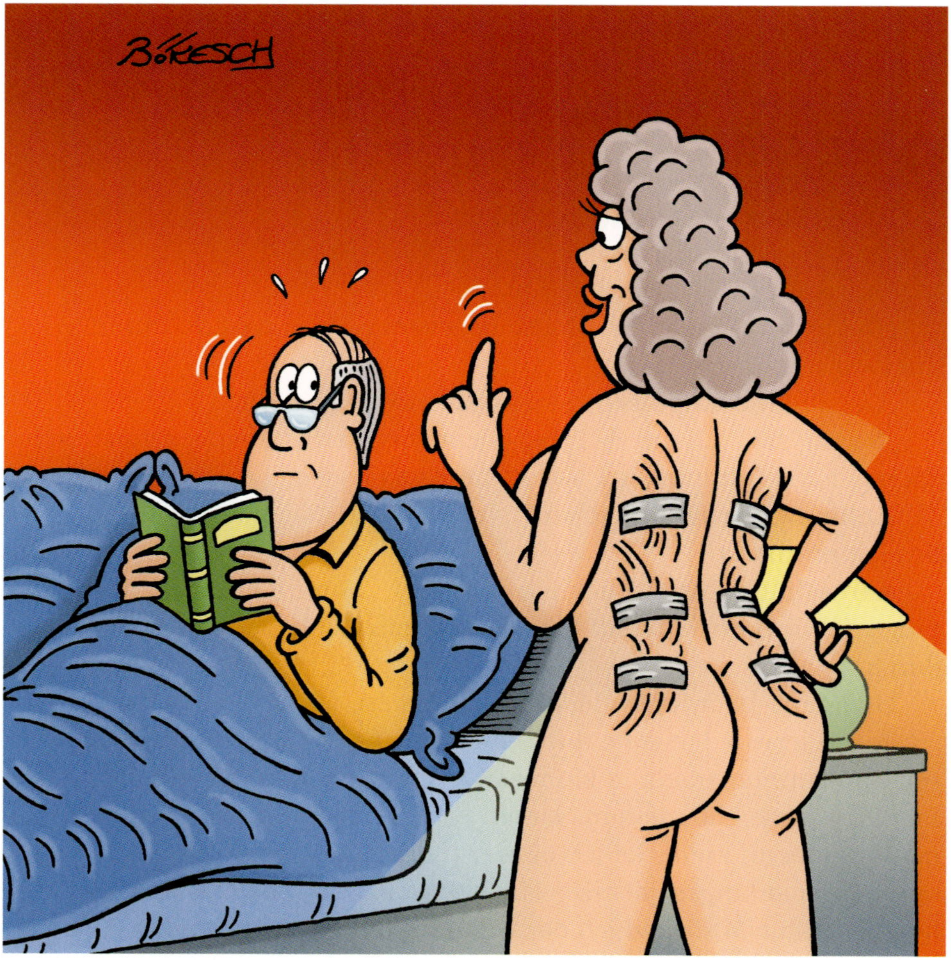

ICH FINDE, DU KÖNNTEST AUCH MAL WAS FÜR DEINE FIGUR TUN!

Jean-Pierre > Wer hat die nicht?

Pam > Das ist keine Antwort.

Jean-Pierre > Stimmt.

Pam > Also.

Jean-Pierre > Also was?

Pam > Haben Sie erotische Träume?

Jean-Pierre > Aber sicher.

Pam > Erzählen Sie mir davon.

„Das ist gut“, sagt Marie-Luise begeistert. „Jetzt hast du ihn in Zugzwang gebracht.“

„Genau, und ich muss erst mal gar nichts machen.“

„Na, so habe ich mir das aber nicht vorgestellt“, meckert Kurt. „Ich dachte, ich bekomme jetzt was Pikantes zu hören.“

„Sollen wir Schluss machen?“, fragt Heinz. „Sag doch, dass du Besuch erwartest.“

Kurt schüttelt nachdrücklich den Kopf. „Kommt ja gar nicht in Frage. Ich hab mich darauf eingelassen, jetzt ziehe ich das auch durch.“

Und dann haut Kurt wieder in die Tasten.

Jean-Pierre > Ich gehe durch einen wunderschönen Garten spazieren und komme an einen kleinen See. Plötzlich höre ich eine Frauenstimme, die meinen Namen ruft. Ich bleibe stehen und sehe mich um, dann entdecke ich eine wunderschöne Frau, die in dem See badet. Sie hat langes, lockiges Haar, das in der Sonne wie von innen heraus strahlt. Während ich da stehe, kommt sie langsam aus dem Wasser gestiegen, sie hat völlig nackt gebadet. Sie kommt auf mich zu und legt ihre Hände auf meine Wangen, dann kommt ihr Mund näher und näher, und schließlich küssen wir uns.

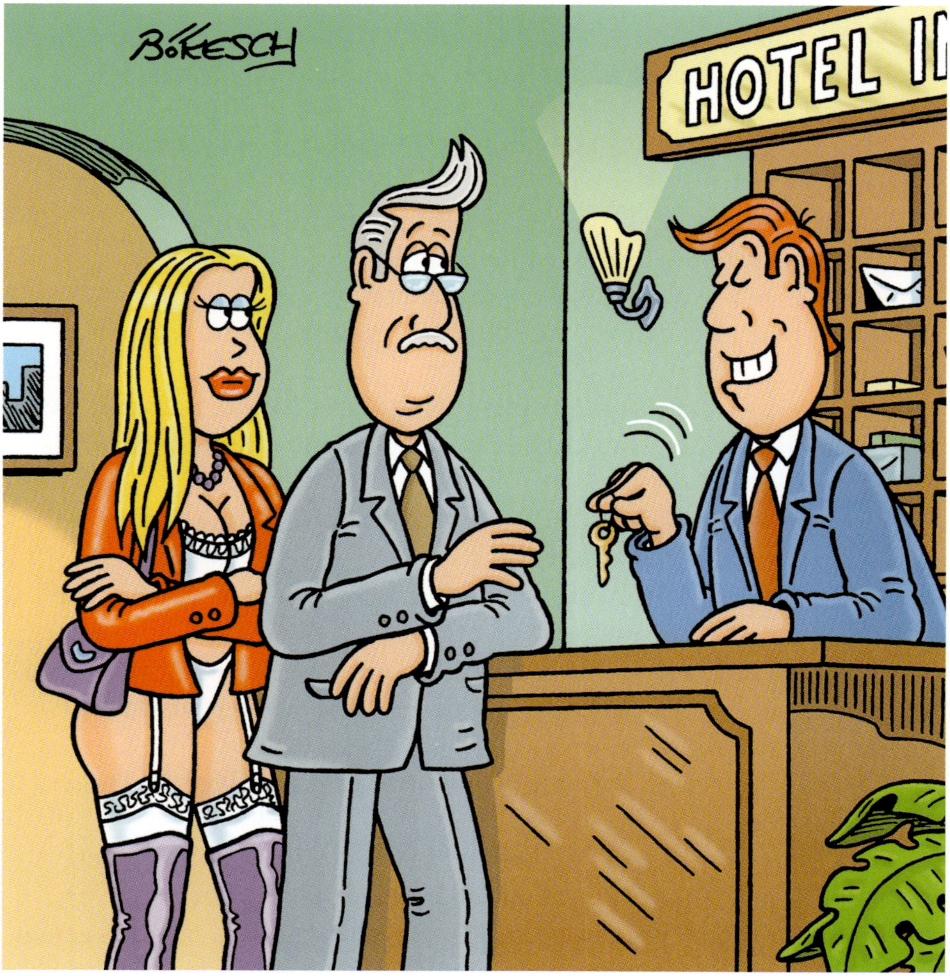

WIE ICH SEHE, HABEN SIE NUR LEICHTES
GEPÄCK DABEI, MEIN HERR !

Pam > Und weiter.

Jean-Pierre > Leider nichts weiter. An dieser Stelle wache ich immer auf ...

„Weil du zum zehnten Mal in der Nacht aufs Klo rennen musst“, witzelt Heinz.

Jean-Pierre > ... und träume den Traum nie zu Ende.

Pam > Wie sollte er denn weitergehen?

Jean-Pierre > Am liebsten in der Realität.

Pam > Nein, ich meine, wie soll die Handlung im Traum weitergehen.

Jean-Pierre > Das ist ganz einfach: Ich warte darauf, dass mir das in Wirklichkeit widerfährt, und dann werde ich ja erfahren, wie es weitergeht.

Pam > So einfach kommen Sie mir nicht davon. Wie würden Sie sich wünschen, dass es weitergeht?

„Diese Frau ist hartnäckig, sehr hartnäckig“, stellt Kurt fest. „Die kann niemals so jung sein, wie sie tut.“

„Stimmt“, pflichtet Heinz ihm bei. „So ein junges Ding wär bestimmt viel oberflächlicher und würde viel schneller mit dem Nachfragen aufhören.“

„Das gleiche denke ich auch“, antwortet Kurt und legt die Finger auf die Tastatur.

Jean Pierre > Also gut, Sie haben es so gewollt. Die Frau küsst mich und drückt ihren Körper an mich. Ich fühle die Hitze, die sie abstrahlt, ich fühle, wie es sie erregt, und ich fühle, wie es mich erregt. Dann beginnt sie mich auszuziehen, und dann nimmt sie mich an der Hand und führt mich in den See, wo wir uns voller Leidenschaft immer und immer wieder lieben, bis wir erschöpft an Land zurückkehren und die Nacht in diesem Garten unter freiem Himmel schlafen.

Pam > Das klingt sehr schön.

Jean-Pierre > Das finde ich auch. Es gibt etwas, was noch schöner wäre.

Pam > Das wäre?

Jean-Pierre > Wenn sich dieser Traum endlich einmal erfüllen würde.

Pam > Warum hat er sich denn nicht erfüllt? Haben Sie diese Frau noch nicht gefunden?

Jean-Pierre > Zum einen das. Zum anderen habe ich auch noch nicht diesen Garten gefunden.

Pam > Schade.

Jean-Pierre > Und jetzt erzählen Sie mal eine Ihrer Fantasien.

Pam > Wer sagt, dass ich welche habe?

Jean-Pierre > Sie haben welche, davon lasse ich mich nicht abbringen.

Pam > Und wenn es stimmt, ich Ihnen aber trotzdem nichts erzählen will?

Jean-Pierre > Ich halte Sie für so fair, dass Sie das machen.

Pam > Wieso?

Jean-Pierre > Ich tue es einfach. Werden Sie mich enttäuschen?

„Da bin ich ja mal gespannt, was da jetzt kommt", sagt Heinz und wirft einen flüchtigen Blick zur Tür, um sicher zu sein, dass seine Frau nicht längst zurück ist und sie beide belauscht oder beobachtet. Aber von ihr ist weit und breit nichts zu sehen, während Kurt völlig auf den kleinen Bildschirm fixiert ist.

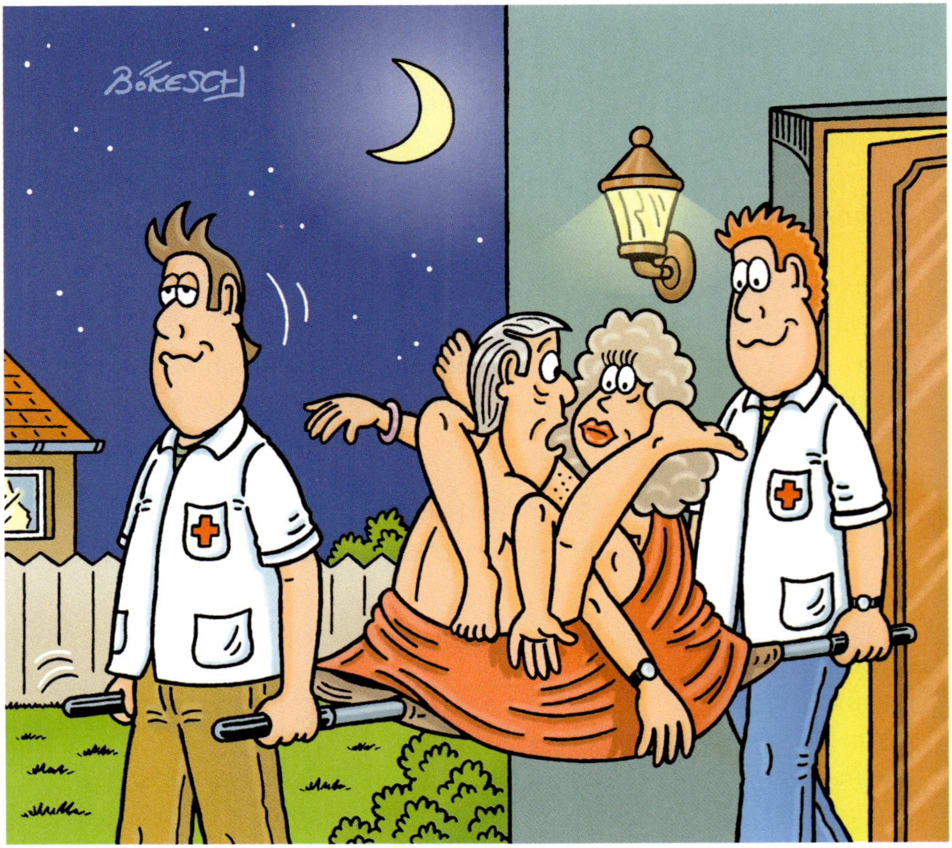

ICH WOLLTE JA DAS BUCH "SEX ÜBER 60", ABER DU MUSSTEST JA DIESEN "KAMASUTRA"-SCHINKEN KAUFEN !!!

„Ach, du liebe Güte, jetzt hat er mich aber so richtig auflaufen lassen“, klagt Caroline, gibt sich aber Mühe, wehleidiger zu klingen, als sie sich tatsächlich fühlt. Viel lieber wäre es ihr, wenn Marie-Luise nicht neben ihr sitzen würde. Dann könnte sie schreiben, was ihr wirklich durch den Kopf geht. Aber so? Ach was, denkt sie. Ich kann mich immer noch rausreden, dass es nur ein Rollenspiel ist und ich etwas schreibe, um diesen mysteriösen Franzosen zu überbieten.

„Schreib doch irgendwas“, sagt Marie-Luise, die in dem Moment selbst nicht so recht weiß, wie es weitergehen soll. „Vielleicht irgendwas, was du im Fernsehen mitbekommen hast, oder in irgendeinem Kitschroman.“

„Lass mich überlegen“, erwidert Caroline, die längst weiß, welchen Traum sie Jean-Pierre erzählen wird. Nur muss es für Marie-Luise so aussehen, als würde sie sich das gerade ausdenken. Sie ist zwar eine gute Freundin, aber so sehr ins Detail will sie ihr gegenüber nun auch wieder nicht gehen. „Ah, ich weiß was“, sagt sie und beginnt wieder zu schreiben.

Pam > Unfair möchte ich nicht sein.

Jean-Pierre > Das höre ich gern. Ich wäre wirklich sehr enttäuscht gewesen.

Pam > Das wäre mir sehr unangenehm. Also, hier ist mein Traum: Ich gehe am Strand spazieren, an einem menschenleeren Strand. Es ist Ebbe und ich ziehe mich aus, um mich in den Sand zu legen. Dann kommt allmählich die Flut, und die Wellen umspülen meinen Körper, und je stärker die Flut wird, um so heftiger schlagen die Wellen gegen jede Faser meines Körpers. Ich lasse mich auf den Rhythmus der Wellen ein, die mich immer stärker erregen, doch dann ist auf einmal die Flut vorüber, die Wellen ziehen sich zurück und lassen mich am

Strand zurück. Natürlich unerfüllt, bis dann wie aus dem Nichts ein Mann auftaucht und mich liebt, voller Leidenschaft, wieder und wieder, während die Flut immer weiter zurückgeht. Wir lieben uns, ohne dass wir uns kennen, ohne dass wir etwas voneinander wissen, ohne dass wir ein Wort sagen.

Jean-Pierre > Das ist sehr erregend.

Pam > Wären Sie gerne derjenige?

Jean-Pierre > Derjenige welcher?

Pam > Der mich besucht, um das zu vollenden, was die Flut nicht geschafft hat.

Jean-Pierre > Zu gerne.

Pam > Das klingt in meinen Ohren wie Musik.

Jean-Pierre > Wären Sie denn auch gerne die Frau aus meinem Traum?

Pam > Sie meinen die, die nackt aus dem See steigt?

Jean-Pierre > Die und keine andere.

Pam > Das käme darauf an.

Jean-Pierre > Worauf?

Pam > Darauf, ob ich Ihr Typ bin.

Jean-Pierre > Ich bin sicher, dass Sie mein Typ sind. Und ich habe nicht den geringsten Zweifel, dass Sie ganz genau wissen, was einen Mann wie mich glücklich machen würde.

Pam > Da haben wir etwas gemeinsam.

Jean-Pierre > Tatsächlich?

Pam > Ich bin nämlich sicher, dass Sie im Gegenzug genau wissen, wie man eine Frau glücklich machen kann.

Jean-Pierre > Ich fühle mich versucht das auszuprobieren.

„Oh, weh“, jammert Caroline. „Wenn er mir jetzt vorschlägt, dass

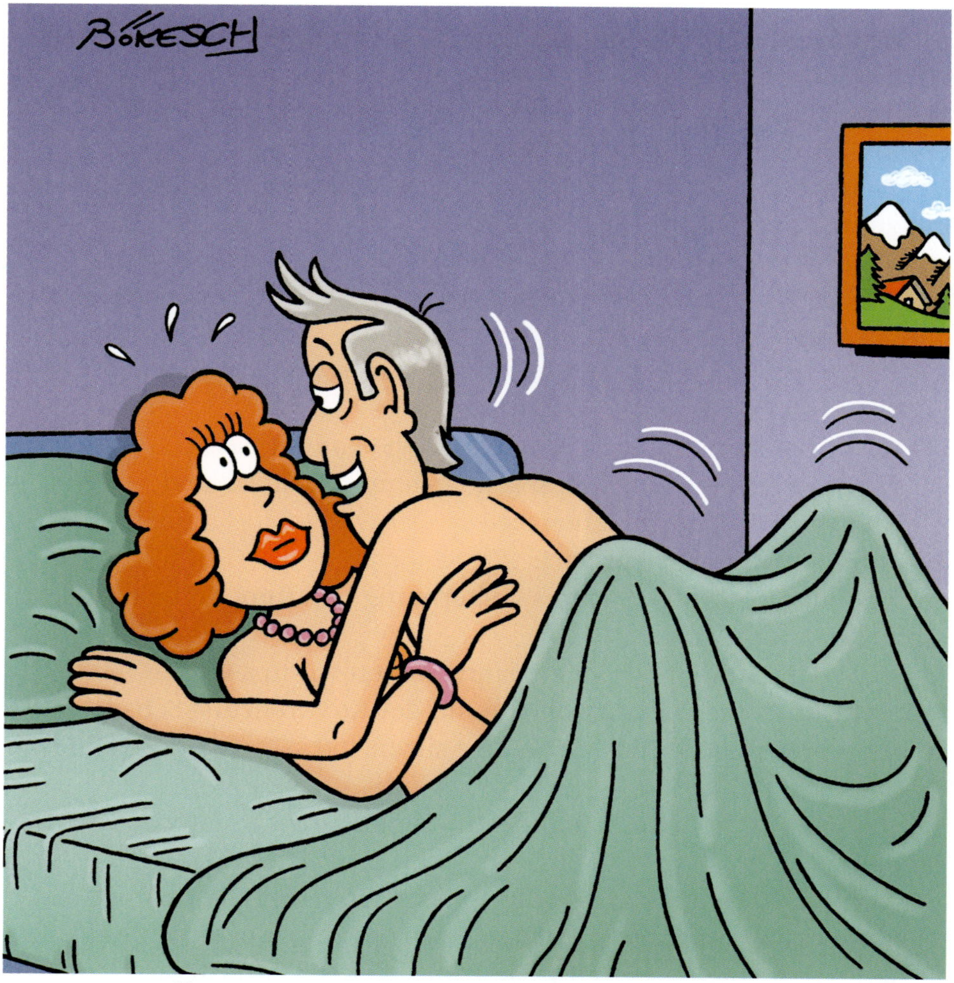

STÖHN BITTE LAUTER, ICH HABE MEIN HÖRGERÄT VERGESSEN!

wir uns irgendwo an einem Strand oder an einem See treffen sollen, bin ich aufgeschmissen!“

„Dann geh doch in die Offensive“, rät Marie-Luise. „Bring ihn in die Bredouille, dann wird er schon kneifen.“

„Und wie soll ich in die Offensive gehen?“, fragt Caroline. „Ich kann ihn zu nichts zwingen.“

„Glaubst du, dass er ein Franzose ist?“, will Marie-Luise wissen.

„Ich weiß nicht, er kann zu gut Deutsch, das irritiert mich schon ein bisschen“, räumt sie ein.

„Dann sprich ihn darauf an, wechsel ganz schnell das Thema, dann wird er vielleicht unaufmerksam.“

Pam > Sie können sehr gut Deutsch, wie kommt das?

Jean-Pierre > Ich lebe schon seit langem in Deutschland.

Pam > Und wo genau leben Sie?

Jean-Pierre > In Düsseldorf.

Als Caroline das liest, wird sie übermütig und tippt schneller, als Marie-Luise lesen kann.

Pam > Wunderbar, ich auch, dann können wir uns treffen. Wie wäre es mit morgen? Um zwölf Uhr auf der Kö, Kreuzung Schadowstraße, ich werde auf einer der Bänke sitzen.“

„Ja, schläfst du denn?“, fragt Heinz aufgeschreckt. „Jetzt bist du geliefert!“

„Stimmt, habe ich auch gerade gemerkt. Ich weiß überhaupt nicht, wie das passieren konnte“, erwidert Kurt, obwohl er es genau weiß. Etwas an der Art, wie er und diese Pam sich über ihre Fantasien unterhalten hatten ... etwas war ganz ungewöhnlich dabei, so, als würden sie sich auf der gleichen Wellenlänge befinden. Vielleicht hatte er ja

Glück, und Pam sah genauso aus, wie sie sich beschrieben hatte. Vielleicht war es ja nicht gelogen. Aber er hatte gelogen.

„Du warst wohl völlig in Gedanken“, meint Heinz.

„Ich werde wohl schon senil“, erwidert Kurt, der über seine Unachtsamkeit verärgert ist.

„Nee, da hast du noch ein paar Jährchen Zeit mit“, widerspricht Heinz. „Hör mal, mach doch einfach Schluss, schreib, du musst jetzt noch was erledigen gehen.“

„Ich weiß nicht“, sagt Kurt. „Wir haben uns doch so gut unterhalten.“

„Kurt, du weißt doch gar nicht, wer da wirklich am anderen Ende der Leitung sitzt. Vielleicht sitzt da irgend so ein alter Kerl wie wir und macht sich einen Spaß daraus, solche Geschichten zu erzählen. Morgen steht der dann an der Kö und lacht sich kaputt, dass er einen anderen alten Knacker dazu gebracht hat, sich zum Affen zu machen.“

„Er antwortet nicht“, sagt Caroline nüchtern.

„Er muss bestimmt erst mal in den Terminkalender sehen, ob er morgen Zeit hat“, beruhigt sie Marie-Luise.

„Er darf keine Zeit haben, das geht nicht“, erklärt Caroline überzeugt davon, dass das Spiel gleich ein Ende haben wird. Eigentlich tut ihr das jetzt schon Leid, denn diesen Franzosen hätte sie im Grunde ihres Herzens wirklich mal wenigstens aus nächster Nähe sehen wollen.

„Er hat bestimmt schon Schluss gemacht“, sagt sie, aber Marie-Luise schüttelt energisch den Kopf. „Frag einfach noch mal nach.“

„Wenn du meinst“, erwidert Caroline.

Pam > Ich höre nichts von Ihnen. Was ist los?

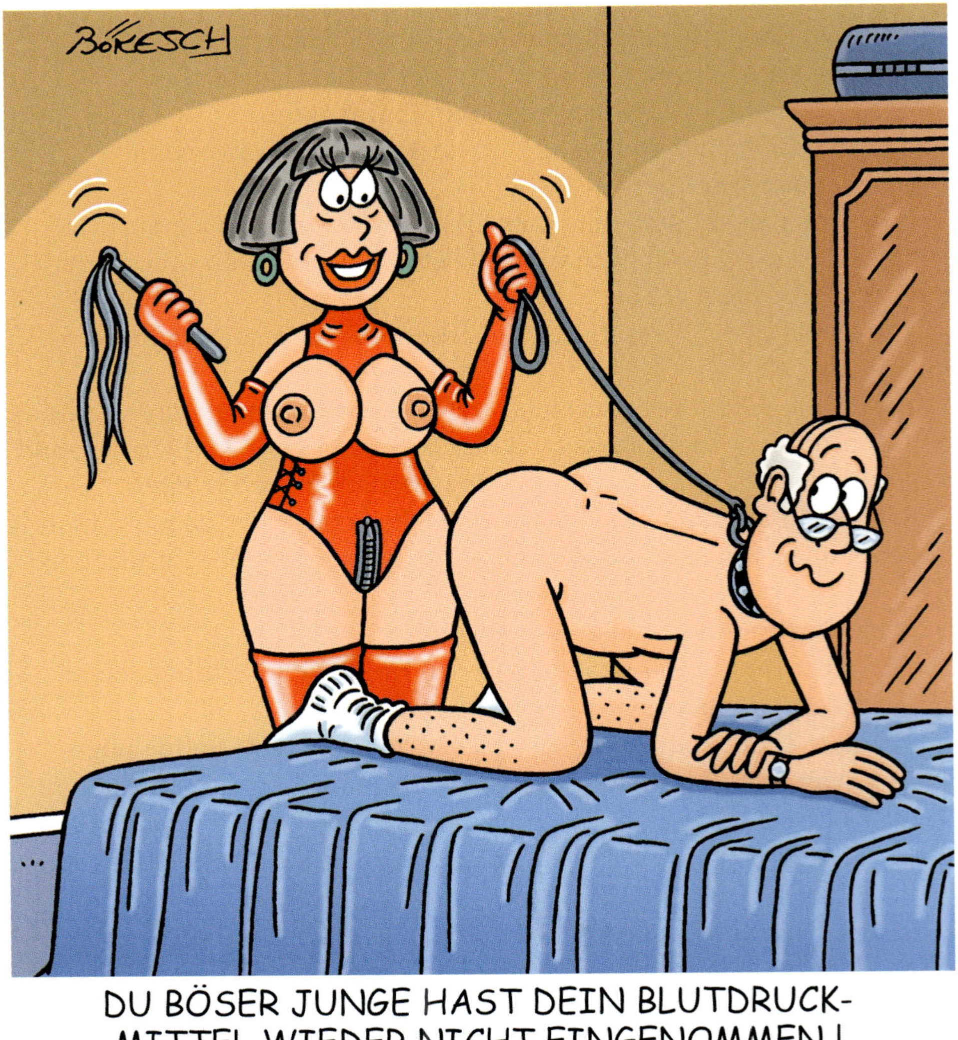

DU BÖSER JUNGE HAST DEIN BLUTDRUCK-
MITTEL WIEDER NICHT EINGENOMMEN !

„Weißt du was?“, sagt Kurt zu Heinz. „Ich gehe hin.“

„Jetzt bist du wirklich senil geworden. Überleg doch mal, wie du aussiehst. Du hast doch überhaupt nichts von diesem Franzosen, du siehst ihm ja nicht mal ähnlich, wenn du dich komplett liften lässt.“

„Eben“, entgegnet Kurt. „Heinz, denk mal nach. Ich sehe kein bisschen so aus wie Jean-Pierre. Das heißt doch, dass mich niemand erkennen kann. Ich kann da hingehen und auf diese Pam warten, und wenn sie auftaucht und so aussieht, wie sie sich beschrieben hat, dann werde ich sie aus einem anderen Grund in ein Gespräch verwickeln. Die Wahrheit kann ich dann immer noch sagen.“

„Du hast doch gerade erst deine Lucy abserviert, da willst du dir ernsthaft eine Pam zulegen, mit der du erst mal an den Strand fahren musst, wenn du mit ihr ins Bett ... in den Sand ... wenn du es mit ihr treiben willst?“

„Wenn es da klappt, dann fahr ich auch bis zum nächsten Strand“, gibt Kurt zurück.

Jean-Pierre > Einverstanden. Morgen zwölf Uhr. Ich werde da sein.

„Oh, Gott, das darf doch nicht wahr sein!“ Caroline starrt entsetzt auf die Worte auf dem Bildschirm. „Er ist einverstanden.“

Marie-Luise ist einen Moment lang sprachlos. „Also, das hätte ich ja nun nicht erwartet“, sagt sie nach einer Weile.

„Komm, lass uns gehen“, beschließt Caroline und tippt die letzten Worte ein.

Pam > Bis morgen.

Als sie das Internet-Café verlassen, nimmt Caroline kaum noch Gonzalez wahr, der beiden beim Hinausgehen einen schönen Tag wünscht.

„Jetzt stecke ich in der Klemme", sagt sie. „Ich hab doch mein Lebtag nicht erwartet, dass der Kerl einverstanden ist."

„Was soll's, dann gehst du eben hin", schlägt Marie-Luise vor.

„Das kann ich unmöglich machen", widerspricht sie. „Wenn er zum Treffpunkt kommen will, dann ist doch klar, dass er nicht gelogen hat. Weißt du, was das bedeutet?"

„Dass da ein gut aussehender Franzose mit viel Fantasie auf dich warten wird", sagt Marie-Luise. „Ist das denn so schlimm?"

„Natürlich ist das schlimm", gibt Caroline aufgeregt zurück. „Weil er nach jemandem Ausschau halten wird, der fast vierzig Jahre jünger ist als ich."

„Geh trotzdem hin", drängt Marie-Luise.

„Damit ich mich zum Narren mache?"

„Unsinn. Damit du diesen wundervollen Franzosen wenigstens einmal aus der Nähe betrachten kannst. Dann weißt du zumindest, wie er aussieht, und dann kannst du auch richtig von ihm träumen."

Caroline grübelt eine Weile, dann beschließt sie, doch zur vereinbarten Zeit am Treffpunkt zu sein.

In der folgenden Nacht gibt es zwei Menschen in der Stadt, die in weit voneinander entfernten Betten liegen, die aber beide nicht schlafen können, weil sie ständig darüber nachdenken müssen, was der nächste Tag ihnen wohl bringen wird.

Am nächsten Tag

Um die Mittagszeit ist es auf der Kö besonders voll, weil aus den umliegenden Büros unzählige Angestellte das schöne Wetter nutzen, um mal eine halbe Stunde an die frische Luft zu kommen. Damit wimmelt es rings um den Treffpunkt vor attraktiven jungen Frauen. Kurt hat sich auf eine Bank gesetzt und ein mitgebrachtes Butterbrot eingepackt, damit es nicht so aussieht, als würde er auf jemanden warten. So wirkt er wie ein älterer Herr, der zufällig da sitzt.

Kurt bemüht sich, möglichst unauffällig die Frau ausfindig zu machen, die sich mit „Jean-Pierre" hier verabredet hat. Aber so einfach ist das nicht, weil es immer noch zu viele sind, die völlig alleine gemütlich spazieren gehen. Und zu viele von ihnen sehen so attraktiv aus, dass sie durchaus „Pam" sein könnten.

Kurts Blick bleibt immer wieder an dem einen oder anderen Minirock hängen, der so knapp bemessen ist, dass man fast meint, darunter sehen zu können, obwohl das natürlich nie klappt. Diese Ausblicke sind reizvoll, sehr reizvoll sogar, aber dann muss er immer wieder an Lucy denken, die ihn nach ein paar Tagen völlig überfordert hat. *Pam* ist ja vielleicht anders als Lucy, weil sie reifer wirkte, jedenfalls nach dem zu urteilen, was sie so geschrieben hat. Aber die Chance, sie hier wirklich zu entdecken, ist schon gering. Und wie soll er sich ihr vorstellen? Wenn er sagt, wer er wirklich ist, kann er doch gleich einpacken. Sie wird sich betrogen fühlen, das ist ganz klar. Und dann wird sie gehen und von ihm, Kurt, nichts wissen wollen. Aber vielleicht kann er ja wenigstens erfahren, wie sie aussieht.

Caroline ist absichtlich erst ein paar Minuten nach zwölf Uhr am Treffpunkt eingetroffen. Wenn ihr *Jean-Pierre* schon da ist, dann wird ihr ein Mann auffallen, der sich suchend umsieht und vielleicht zwischendurch mal auf die Uhr blickt. Sie geht mit schnellen Schritten über die Straße, um dann scheinbar zufällig langsamer zu werden und ein paar Kindern dabei zuzusehen, wie sie die im Kanal schwimmenden Enten füttern. Zwischendurch dreht sie sich immer wieder mal um, kann aber keinen Mann mit wallendem Haar und Kinnbart entdecken, und eigentlich auch niemanden, der auf der Suche nach jemandem sein könnte. Es wäre ja auch zu schön gewesen, wenn dieser wunderbare Mann wirklich aufgetaucht wäre. Wenigstens mal anschauen, das hätte ja drin sein können. Er hätte sie ohnehin nie angesprochen, allein schon aus dem Grund, dass sie sich ja völlig anders beschrieben hat. Aber einen heißblütigen Franzosen aus nächster Nähe einmal zu sehen ... das wäre auch schon was gewesen.

Dann wird ihr wohl nichts anderes übrigbleiben, als mal irgendwann allein ins Internet-Café zu gehen und sich am Anblick von Gonzalez zu laben. Caroline schlendert gemächlich weiter, schließlich bleibt sie an einer Bank stehen, auf der ein Mann sitzt und ein Butterbrot isst.

„Entschuldigung, ist hier noch frei?“, fragt sie.

„Sicher doch“, erwidert er und fügt dann augenzwinkernd an: „Oder glauben Sie, das junge Gemüse setzt sich zu einem alten Kerl wie mir? Die haben doch alle Angst, dass ich denen erzähle, wie es im Zweiten Weltkrieg war.“

„Wieso das denn?“, erwidert sie. „Sie können doch unmöglich was vom Zweiten Weltkrieg mitbekommen haben.“

„So richtig nicht, ich bin mitten im Krieg zur Welt gekommen.“

„Ach, da können wir uns ja die Hand reichen. Dabei sehen Sie gar nicht so aus, dass Sie ...“

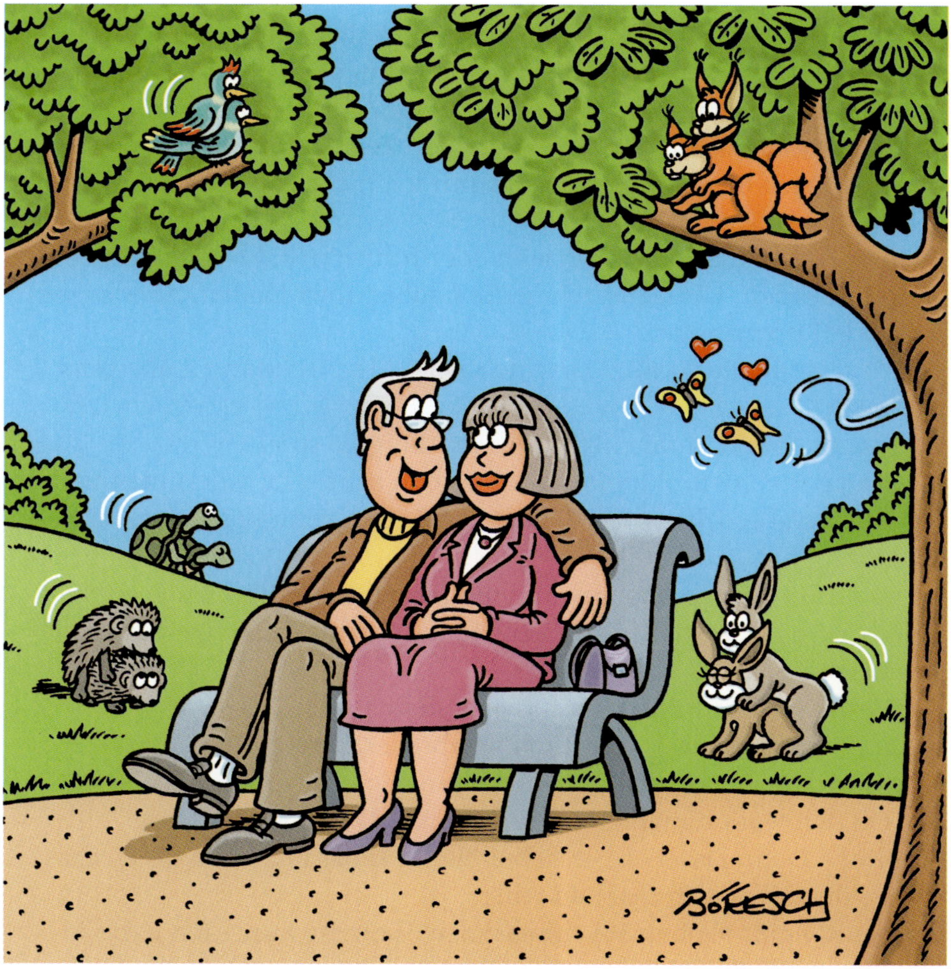

ICH KOMM NICHT DRAUF, ABER IRGENDWAS HIER ERINNERT MICH AN UNSERE JUGEND !

„... dass ich so alt bin? Tja, so kann man sich täuschen."

„So wollte ich das gar nicht gesagt haben", versucht Caroline ihren Ausrutscher aus der Welt zu schaffen. „Aber trotzdem können wir uns die Hand reichen, ich bin in der gleichen Zeit geboren wie Sie."

„Das sagen Sie doch jetzt nur, damit ich nicht depressiv werde."

„Nein, ehrlich."

„Dann haben Sie aber vor zehn oder fünfzehn Jahren aufgehört, älter zu werden. Übrigens, ich heiße Lauber, Kurt Lauber. Aber sagen Sie ruhig Kurt zu mir."

„Nur, wenn Sie zu mir Caroline sagen. Mit Nachnamen übrigens Schubert."

„Angenehm, Caroline. Und was machen Sie so?"

„Na ja, was man in meinem Alter eben so macht, wenn man in den Vorruhestand geschickt worden ist: das Leben genießen, so gut es geht. Und Sie?"

„Da haben wir ja noch mehr gemeinsam, ich gehöre auch zu dem Typ Arbeitnehmer, den man nach Hause geschickt hat, weil er zu alt geworden ist."

Caroline lächelt ihn an. „Sind Sie öfters hier?"

„Ich? Nein, ich war eigentlich verabredet, aber die junge Frau hat es wohl vorgezogen, nicht aufzutauchen."

„Oh, ich wusste nicht, dass Sie auf eine Dame warten", sagt Caroline. „Dann lasse ich Sie lieber allein, sonst meint sie noch, dass ich Sie ihr abspenstig machen will."

„Nein, nein, bleiben Sie ruhig sitzen", beharrt Kurt. „Ich habe ohnehin so ein Gefühl, dass diese Dame nicht auftauchen wird."

„Wie kommen Sie denn darauf?", fragt sie.

„Das ist eine lange Geschichte", erwidert Kurt und winkt ab. Dass es eigentlich eine peinliche Geschichte ist, daran will er lieber gar nicht denken.

Caroline legt ihre Hand für einen Moment auf seine Hand: „Ich weiß nicht, ob es Sie tröstet, aber mir geht es so wie Ihnen."

Kurt hebt eine Augenbraue. „Sie warten aber bestimmt nicht auf eine Frau, oder?"

Caroline muss herzhaft lachen. „Nein, nein, nein, ganz im Gegenteil. Allerdings muss ich sagen, dass ich von einem Mann aus der Stadt der Liebe erwartet hätte, dass er wenigstens hier auftaucht und nicht einfach kneift."

Jetzt wird Kurt hellhörig: „Aus der Stadt der Liebe?"

„Na ja, ein Franzose eben. Oder haben Sie zufällig einen athletischen Kerl mit Kinnbärtchen gesehen, der hier gewartet hat?"

„Nicht daß ich wüsste", erwidert Kurt, während er sich bemüht, sich nicht durch sein Grinsen zu verraten. „Warum rufen Sie ihn nicht an und fragen, wo er abgeblieben ist?"

„Das ist auch so eine lange Geschichte wie bei Ihnen und der jungen Frau, auf die Sie warten", antwortet Caroline.

„Erzählen Sie mir wenigstens, wo und wie Sie Ihren Franzosen kennen gelernt haben", sagt Kurt beiläufig, während er Caroline von der Seite ansieht. Mit der „Pam", die er über das Internet kennen gelernt hat, hat sie nichts zu tun, genaugenommen fast nichts. Denn auch wenn Alter, Haarfarbe und Figur nicht zur Beschreibung passen, strahlt sie das aus, was er schon in ihren Worten gefühlt hat. Außerdem sieht sie gut aus.

Caroline wirft ihm einen kurzen Blick zu, dann beginnt sie zu erzählen, was sie heute hergeführt hat. Komisch, denkt sie. Ich habe

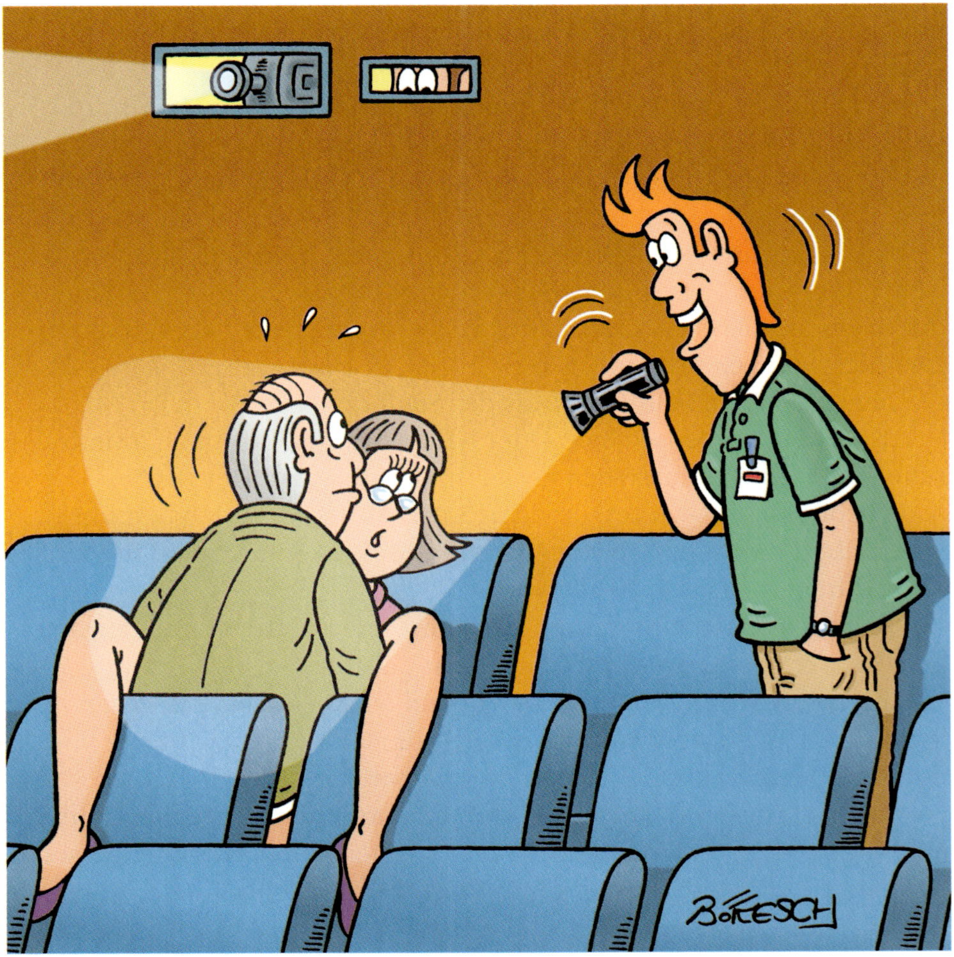

COOL, DAS SPRICHWORT STIMMT ALSO:
JE OLLER, DESTO DOLLER !!!

diesen Mann noch nie zuvor gesehen, und trotzdem ist er so vertrauenswürdig, dass ich etwas so Persönliches offenbare.

Er hört aufmerksam zu und merkt sofort, an welchen Stellen sie etwas auslässt. Von ihrem Traum fällt kein Wort. „Tja, vielleicht wäre ja wirklich ein Franzose aufgetaucht, wenn ich 25 wäre, mit langen blonden Haaren und mit viel Silikon in der Oberweite“, sagt sie schließlich.

Er nickt zustimmend: „Ich bin mir nicht sicher, ob Sie damit so Recht haben, ... *Pam*.“

Caroline dreht sich abrupt um: „Woher ...?“

Kurts breites Grinsen lässt sie sofort verstehen, dass sie sich zu *Jean-Pierre* gesetzt hat.

„Ist schon witzig“, sagt Caroline, nachdem Kurt sie in ein Café in der Altstadt eingeladen hat, „dass wir beide noch jung genug sind, um ins Internet zu gehen, aber gleichzeitig fühlen wir uns schon zu alt, um unser wahres Alter zu sagen, wenn man einen anderen kennen lernen will.“

„Ich glaube, das hat nichts damit zu tun, dass wir zu alt wären“, entgegnet Kurt. „Wir haben wahrscheinlich nur das geschrieben, was wir uns wünschen. Ich für meinen Teil wäre jedenfalls schon mal ganz gerne ein gutaussehender Franzose, der die Frauen reihenweise in Ohnmacht fallenlässt. Jedenfalls manchmal. Aber auf Dauer könnte ich das heute sowieso nicht mehr durchhalten.“

„Der Rücken?“, fragt Caroline, obwohl er den Eindruck hat, dass sie genau weiß, worauf er anspielt.

„Der auch“, sagt er ausweichend.

Caroline isst ein Stück von ihrem Kuchen, dann sagt sie: „Wenn ich gewusst hätte, dass Sie so ein attraktiver Mann sind, hätte ich Ihnen nicht das Märchen von der vollbusigen Blondine aufgetischt. Tut mir Leid."

Kurt winkt amüsiert ab: „Ach, da muss Ihnen doch gar nichts Leid tun, ich habe ja genauso gelogen. Außerdem ... na ja, ich weiß nicht, wie ich das jetzt sagen soll, aber ich finde, dass Sie sowieso viel besser aussehen als diese Silikonbomber. Sie sind ... ausgesprochen hübsch."

Jetzt winkt Caroline ab: „Hören Sie auf, ich bin nun mal eine alte Schabracke, da hilft Schmeicheln auch nichts mehr."

„Nun, falls Sie auf der alten Schabracke bestehen, weiß ich nicht, wie ich Sie umstimmen soll, aber in dem Fall sind Sie die bestaussehendste Schabracke, der ich jemals begegnet bin."

„Ich wette, das sagen Sie zu allen alten Schabracken", kontert Caroline, woraufhin sie beide herzhaft lachen müssen.

„Ich verrate Ihnen was", flüstert Kurt. „Ich hatte bis vor kurzem eine ganze junge Freundin, ein ganz junges Ding."

„Wollen Sie mir Mut machen, oder wollen Sie mich deprimieren?"

„Soll ich Ihnen was sagen, in den vierzehn Tagen habe ich mich nicht ein einziges Mal so gut unterhalten wie in den letzten zwei Stunden mit Ihnen. Das ist eine richtige Wohltat."

„Ich verrate Ihnen auch etwas, Kurt. Seit meiner Scheidung habe ich nicht gedacht, dass ich mich je wieder mit einem Mann so gut verstehen würde. Ehrlich gesagt, tut es mir Leid, dass ich so einen Unsinn über mich geschrieben habe."

„Was soll's? Ohne diesen Unsinn hätten wir uns bestimmt nicht kennen gelernt", sagt Kurt. „Und selbst wenn es gestimmt hätte, was Sie geschrieben haben ... für mich hätten Sie sich dann nie im Leben interessiert."

Caroline muss ihm beipflichten. „Und wenn Sie Jean-Pierre wären, hätten Sie mich am Treffpunkt überhaupt nicht wahrgenommen."

„Außerdem ist immerhin eines echt", sagt Kurt.

„Wie kommen Sie denn darauf?", fragt Caroline verdutzt. „Wir heißen anders, wir sehen anders aus, Sie kommen nicht aus Frankreich, ich komme nicht aus München, da ist doch gar nichts echt."

„Doch, es gibt etwas, das echt ist: unsere Fantasie. Ohne die hätten wir beide uns nichts von dem ausdenken können." Nach einer kurzen Pause fügt er an: „Und einen Traum hätten wir uns auch nicht verraten können."

Caroline wird einen Moment lang rot, als ihr bewusst wird, was sie ihm im Chat offenbart hat. Aber dann ist der Augenblick auch schon wieder vorüber, denn wenn sie Kurt so betrachtet, dann ist es ihr nicht peinlich, was er über sie weiß.

„Da ist was Wahres dran", muss sie ihm beipflichten. „Ich bin richtig froh, dass Sie kein Franzose mit Kinnbart sind.

Eine Zeitlang sitzen sie einfach nur da und sehen sich an, dann sagt Kurt: „Ich mache Ihnen einen Vorschlag, Caroline. Vorausgesetzt, ich überstürze nichts."

„Na, wir sind doch beide Rentner, und Rentner haben nie Zeit, also müssen wir alles überstürzen", entgegnet Caroline.

„Am Wochenende fahren wir ans Meer."

„Warum ausgerechnet ans Meer?", fragt sie.

„Weil ich nicht weiß, wo ich hier in der Umgebung einen Garten mit einem kleinen See finden soll, an dem wir ungestört sind."

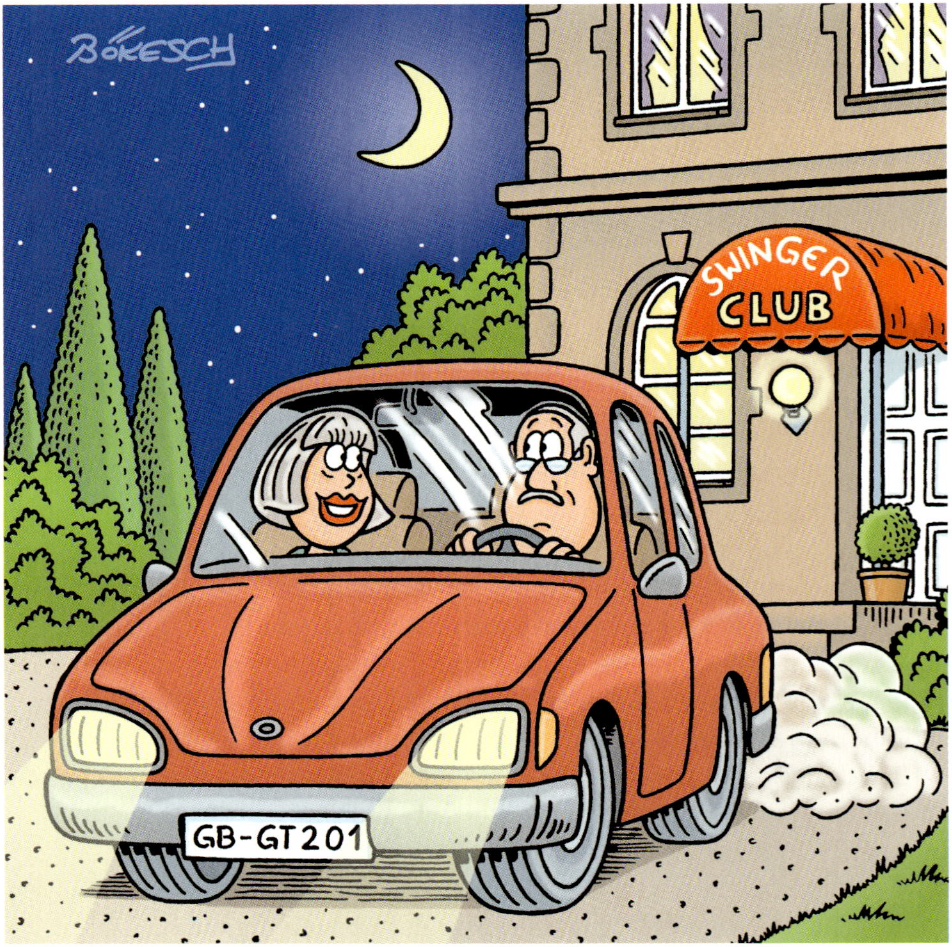

NICHTS GEGEN DEINE ZWEI STUDENTINNEN, ABER ICH HATTE EINE HALBE FUßBALLMANNSCHAFT !

Ein Wochenende am Strand

Ein kleines Restaurant auf dem Boulevard von Scheveningen, es ist noch früh am Abend. An einem Tisch sitzt Caroline und sieht hinaus aufs Meer. Die Sonne ist noch nicht untergegangen, sondern steht blutrot dicht über dem Horizont.

Plötzlich nähert sich ein Mann ihrem Tisch, stellt sich neben sie und fragt: „Allo, Mademoiselle, ist diesär Platz noch frei?"

Caroline sieht auf und entdeckt ein vertrautes Gesicht, es ist Kurt, der sich einen schwarzen Oberlippenbart angeklebt hat. „Oh, aber sicher, mein Herr", erwidert sie. „Setzen Sie sich ruhig."

„Gestatten Sie mirr, dass isch misch vorrstelle? Mein Name ist Jean-Pierre Demesmaker, isch bin Französe belgischer Abstammung. Meine Großvater war eine eschte Brüsseler."

„Sehr angenehm, Monsieur. Sagten Sie Brüssel? Oh, ich liebe Brüssel."

„Und mit wäm abe isch die Ähre? Isch glaube, isch abe Sie schon einmal gesehen. Vielleicht in dieser amerikanischen Serie? Baywatch?"

„Oh, entschuldigen Sie, ich war ... abgelenkt. Mein Name ist Pamela", erwidert Caroline.

„Pamela ... Anderson?", fragt Kurt.

„Nein, auch wenn man mich oft auf die Ähnlichkeit anspricht."

„Das stimmt, Sie aben die gleischen großen ... Augen."

Kurt beugt sich vor, nimmt ihre Hand und gibt ihr einen Handkuss. Als er den Kopf wieder hebt, ist er mit einem Mal „rasiert", während der Schnauzbart auf Carolines Hand klebt.

„Sie aben da etwas auf der And", sagt Kurt. „Etwas Schwarzes."

Caroline kann kaum noch ernst bleiben. „Das ist Ihr Schnauzer, Monsieur Jean-Pierre.“

„Sagen Sie, aben Sie schon einmal unter freiem Immel geliebt?“, fragt Kurt unvermittelt.

„Na, Sie sind aber ein Draufgänger.“

„Isch bin Franzose. Das ist meine Art. Aber Sie aben meine Frage nischt beantwortet.“

„Nein, ich habe noch nicht unter freiem Himmel geliebt, aber das will ich auch nicht, ich will nämlich nicht beobachtet werden.“

„Aa! Sie aben keine Mut zum Risiko.“

„Nicht dabei.“

„Also gutt, dann kann isch nur fraggen: Zu Ihnen oderr zu mirr?“

„Ich weiß nicht. Das mit dem freien Himmel klingt allerdings schon verlockend. Wissen Sie, ich habe da so einen Traum, dass mich ein Unbekannter am Strand liebt.“

Kurt lächelt sie an und beendet das Rollenspiel: „Das ist kein Traum, Caroline, das ist eine Vision, die schon bald Wirklichkeit werden wird. Sieh mal, die Sonne ist bald untergegangen, und die Flut setzt ein. Wir sollten zum Strand runtergehen.“

„Meinst du?“

„Meine liebe Caroline“, beginnt er zu erklären. „Ich bin nicht der Jüngste, und wenn ich schon von mir aus den Wunsch nach Sex verspüre, dann solltest du das nicht ignorieren. Sonst könnte es sein, dass du es die nächsten vier Wochen bereust.“

„Na, übertreib mal nicht“, wiegelt sie ab, „so schlimm wird das bestimmt nicht sein. Außerdem bin ich ja nicht so verklemmt, dass ich nicht einige Methoden wüsste, dich jederzeit auf Touren zu bringen.“

„Ich kann es kaum erwarten“, sagt Kurt und legt den Arm um sie.

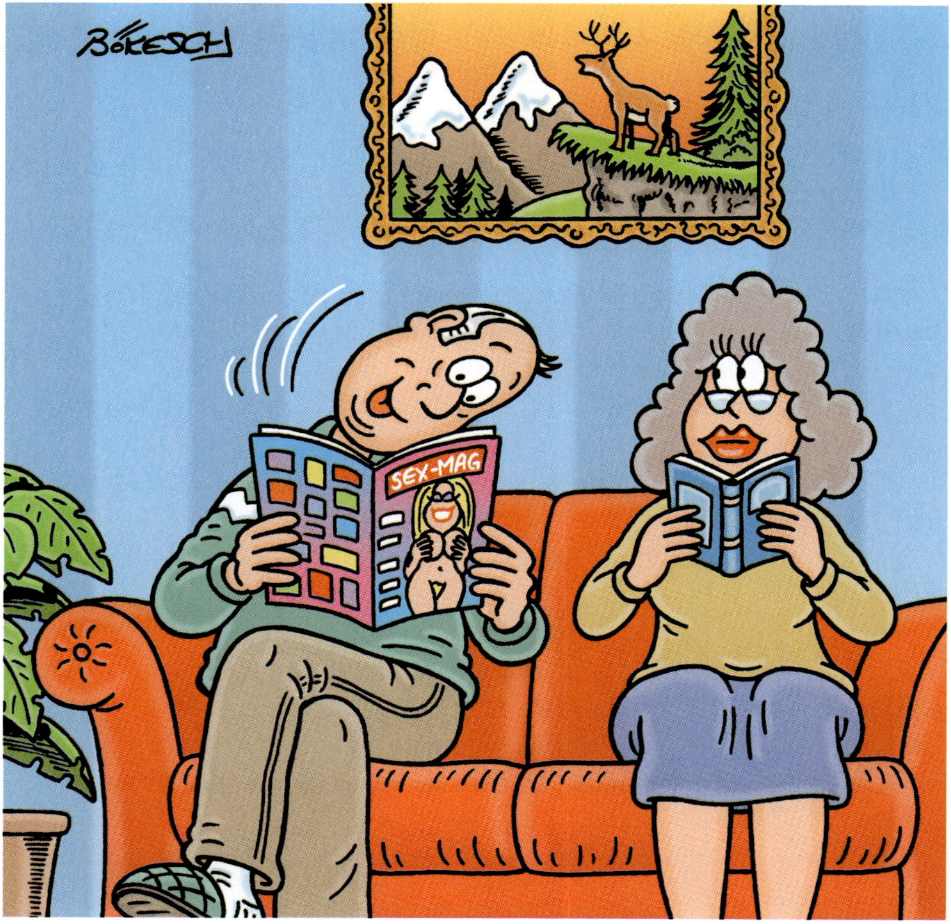

WAHNSINN, DIESE STELLUNG! DIE WÜRDE MEINEN HERZSCHRITTMACHER MAL WIEDER RICHTIG AUF TOUREN BRINGEN, HASI !

„Und wenn ich dir zu alt bin, dann kannst du ja die Augen zumachen“, scherzt sie, „und dir vorstellen, dass du von Pamela Anderson begrapscht wirst.“

„Kommt ja gar nicht in Frage“, widerspricht er. „Die kann dir doch nie das Wasser reichen.“

„Und gegen dich ist jeder Franzose nichts weiter als ein Anfänger.“

Als sie später das Restaurant verlassen, ist es dunkel. Nur die Laternen auf dem Boulevard am Strand entlang verbreiten Licht, das aber nicht bis zum Strand selbst reicht.

„Komm, lass uns nach unten gehen“, sagt Kurt und zieht Caroline hinter sich her. Sie laufen mehr oder weniger blindlings durch den Sand in Richtung Wasser. Es ist wirklich so dunkel, dass man kaum noch etwas erkennen kann.

„Und wenn uns jemand erwischt?“, fragt Caroline plötzlich. Ihr Mut ist wie weggeweht.

„Ach, wer soll uns denn schon sehen?“, erwidert Kurt. „Es ist doch stockfinster. Um die Zeit ist garantiert niemand unterwegs, und wenn, wird er bestimmt nicht über uns stolpern. Und hören wird uns auch keiner, es sei denn, du willst das Meeresrauschen übertönen.“

„Du weißt doch gar nicht“, neckt sie ihn, „was ich alles übertönen kann.“

Kurt nimmt sie in die Arme. „Ich werde jetzt die Flut sein, die dich umspült.“

„Oh, Kurt, du bist so romantisch“, erwidert sie, während sie langsam mit ihm in den Sand sinkt. Sie fühlt seine Hände, die sich unter ihre Bluse schieben, dann ... ein Aufschrei!

„Was ist los?“, fragt sie erschrocken.

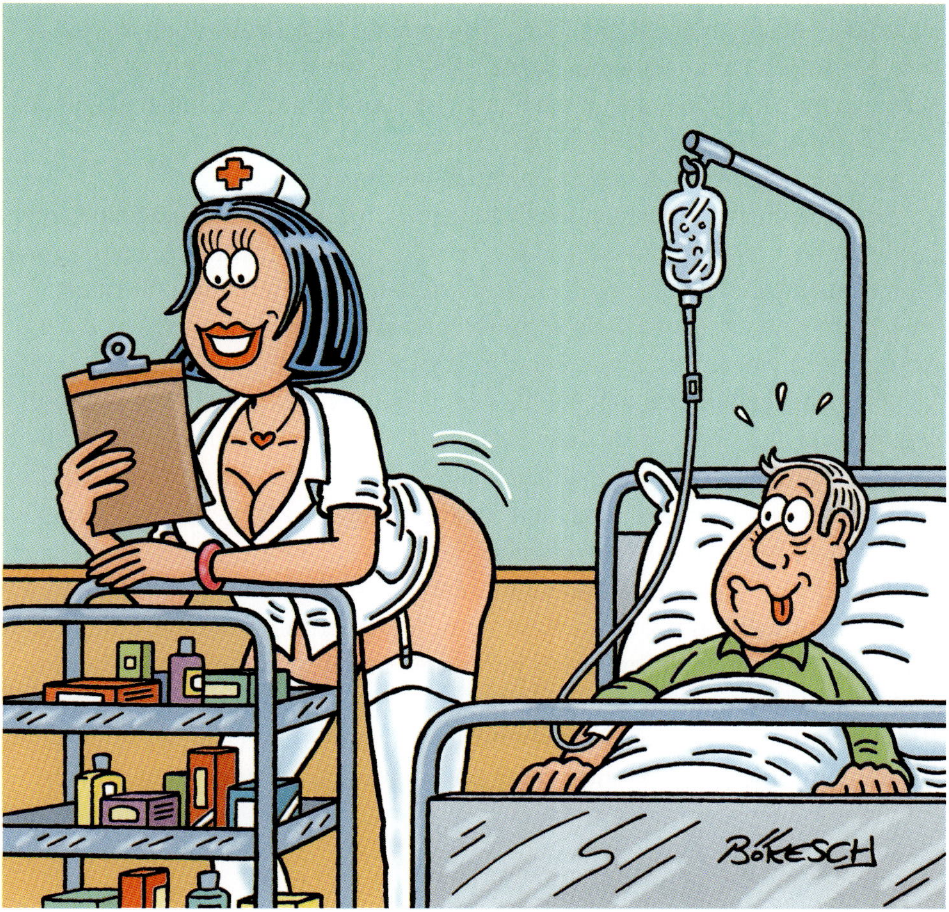

PATIENT HATTE HERZATTACKE BEI WILDER SEXORGIE, DAHER BLOß NICHT SEXUELL ERREGEN!
HI, HI, UND DAS IN IHREM ALTER, SIE SCHLIMMER..

„Ach, verdammt“, flucht Kurt. „Mein Knie! Ich muss doch aufpassen, wenn ich mich hinknie, sonst habe ich wieder wochenlang Schmerzen und muss alle zwei Tage eine Spritze bekommen.“

„Ist es so schlimm?“, fragt sie besorgt.

„Nein, es geht noch, aber ich muss langsam machen.“

Die romantische Stimmung scheint dahin, und wenn sie beide ihre Leidenschaft zügeln müssen, dann wird aus dem Strandabenteuer ganz bestimmt nichts. Aber Caroline fühlt sich schrecklich, sie will nicht, dass Kurt sich vorwirft, dass seinetwegen nicht das Erhoffte aus dem Abend wird. Da hilft nur eines, eine kleine Notlüge.

„Steh lieber wieder auf, Kurt“, sagt Caroline. „Ich wollte es ja nicht sagen, aber hier ist es mir ein wenig kalt. Und wenn ich mir vorstelle, dass ich hier gleich so ganz ohne was im Sand liege, dann kann ich dir jetzt schon versprechen, dass ich morgen wieder Probleme mit den Nieren und der Blase habe.“

„Wirklich?“, fragt Kurt. „Und du bist mir nicht böse?“

„Warum soll ich dir denn böse sein, Kurt, ich habe schon seit Jahren nicht mehr so viel Spaß gehabt wie in den letzten zwei Tagen. Wir sollten besser ins Hotel gehen. Der Strand ist ja sehr verlockend, aber ehrlich gesagt, das Doppelzimmer wäre doch bequemer.“

„Na gut, aber wir machen das Fenster auf, dann hören wir wenigstens das Meeresrauschen.“

Wieder daheim

Kurt und Heinz sitzen wieder mal im Park. Seit dem Ausflug ans Meer sind einige Wochen vergangen.

„Und wie läuft's mit deiner neuen Flamme?", fragt Heinz. „Dass das ausgerechnet die beste Freundin meiner Frau ist, hätte ich ja nie für möglich gehalten."

„Ich kann mich nicht beklagen", erwidert Kurt. „Außer, dass ich es bereue, dass ich sie nicht schon früher kennen gelernt habe."

„Und Lucy trauerst du gar nicht mehr nach?"

„Lucy? Nee, du, überhaupt nicht. Ich meine, so ein junges Ding ist ja verdammt knackig und sehr hübsch anzusehen. Aber da liegen Welten zwischen, wenn es ums Genießen geht. Für Lucy bedeutete Genießen, möglichst oft Sex zu haben, da hat die Qualität nicht wirklich interessiert. Das ist bei Caroline ganz anders, die weiß das richtig zu schätzen, wenn es lange dauert. Lucy konnte es nicht schnell genug gehen."

Während sie dasitzen, taucht plötzlich die Rothaarige auf, die wieder zum Sonnenbaden in den Park gekommen ist.

„Trotzdem muss das doch Spaß machen, mit einer viel jüngeren Frau zu schlafen", beharrt Heinz, der schon wieder Stielaugen bekommt, als die Rothaarige ihr ohnehin schon knappes Kleid auszieht und sich erneut oben ohne auf ihr Handtuch legt.

„Hab ich auch gedacht, Heinz", erwidert Kurt. „Aber soll ich dir sagen, was viel mehr Spaß macht? Wenn du dir bei so einem steilen Zahn wie dem Rotschopf da drüben Appetit holst und dann zu Hause isst."

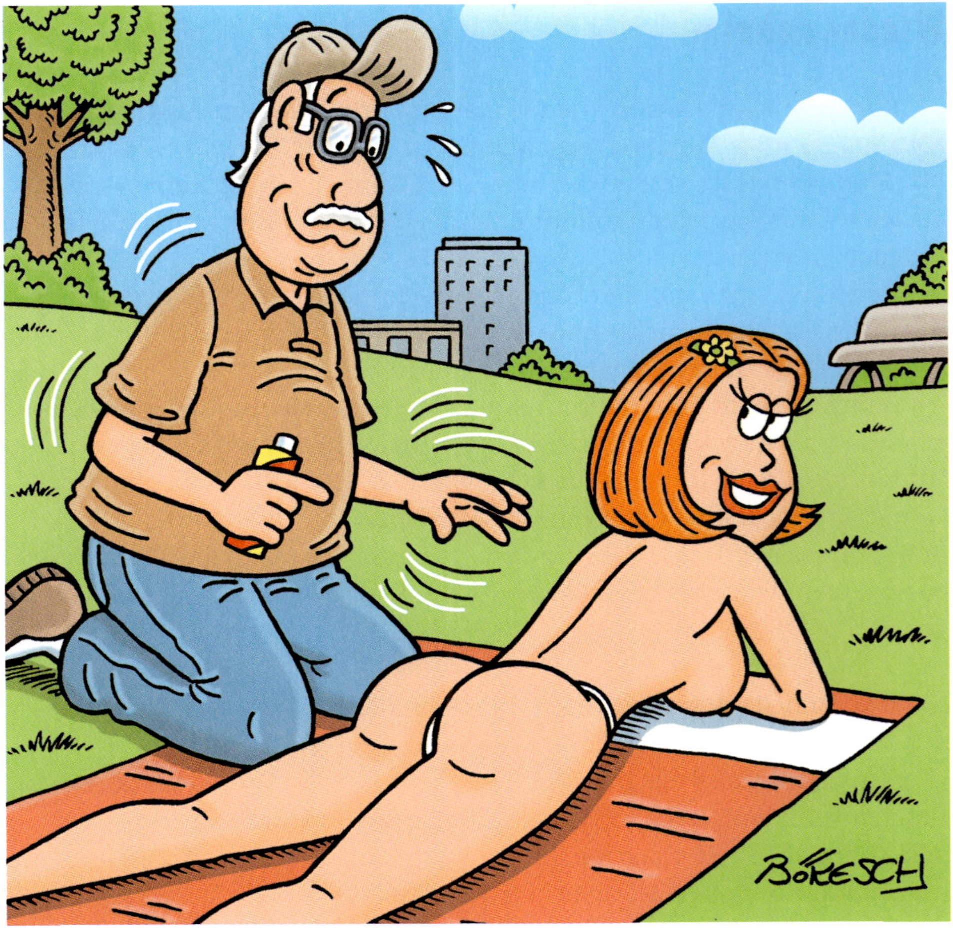

WÜRDEN SIE BITTE IRGENDWO MIT DEM EINCREMEN ANFANGEN, BEVOR ICH EINEN SONNENBRAND BEKOMME ?

„Mag sein, aber die lässt mich ja nicht mal Appetit holen, außer dass sie mir mit ihren Brüsten vor dem Gesicht hin- und herwackelt."

Was Heinz nicht mitbekommt, ist die dezente Handbewegung, die Kurt macht und die Rothaarige dazu veranlasst, aufzustehen und zu ihnen zur Bank zu kommen.

„Entschuldigen Sie", sagt sie an Heinz gewandt, der gar nicht glauben kann, dass er gemeint ist. „Würde es Ihnen etwas ausmachen, wenn Sie mir den Rücken eincremen?"

„Ich?", fragt Heinz ungläubig.

„Ja, die Flasche Sonnencreme liegt auf meiner Tasche. Würden Sie?"

Heinz springt auf, vergisst jeden Ischiasnerv, der ihm jemals zu schaffen gemacht hat, und holt die Flasche.

„Danke", sagt Kurt zu der Rothaarigen. „Sie tun mir damit einen großen Gefallen."

Sie lächelt ihn an. „Gern geschehen, aber ich habe es Ihnen schon gestern gesagt: Wenn Sie das machen würden, dann würde ich Ihnen fast noch Geld dafür geben."

„Freut mich, das zu hören. Ich hoffe, Sie verstehen das mit den fünfzig Mark nicht falsch."

„Keine Sorge, außerdem weiß ich ja selbst gut genug, dass ich mich nicht prostituiere."

„Hier bin ich! Hier bin ich!", tönt Heinz, der mit der Flasche Sonnencreme zurück ist.

„Na, dann nichts wie los", sagt die Rothaarige und zwinkert Kurt zu.

„Ich sag's ja immer wieder, Caroline", meint Marie-Luise, als sie mit der Kaffeekanne ins Wohnzimmer kommt. „Es war doch eine gute

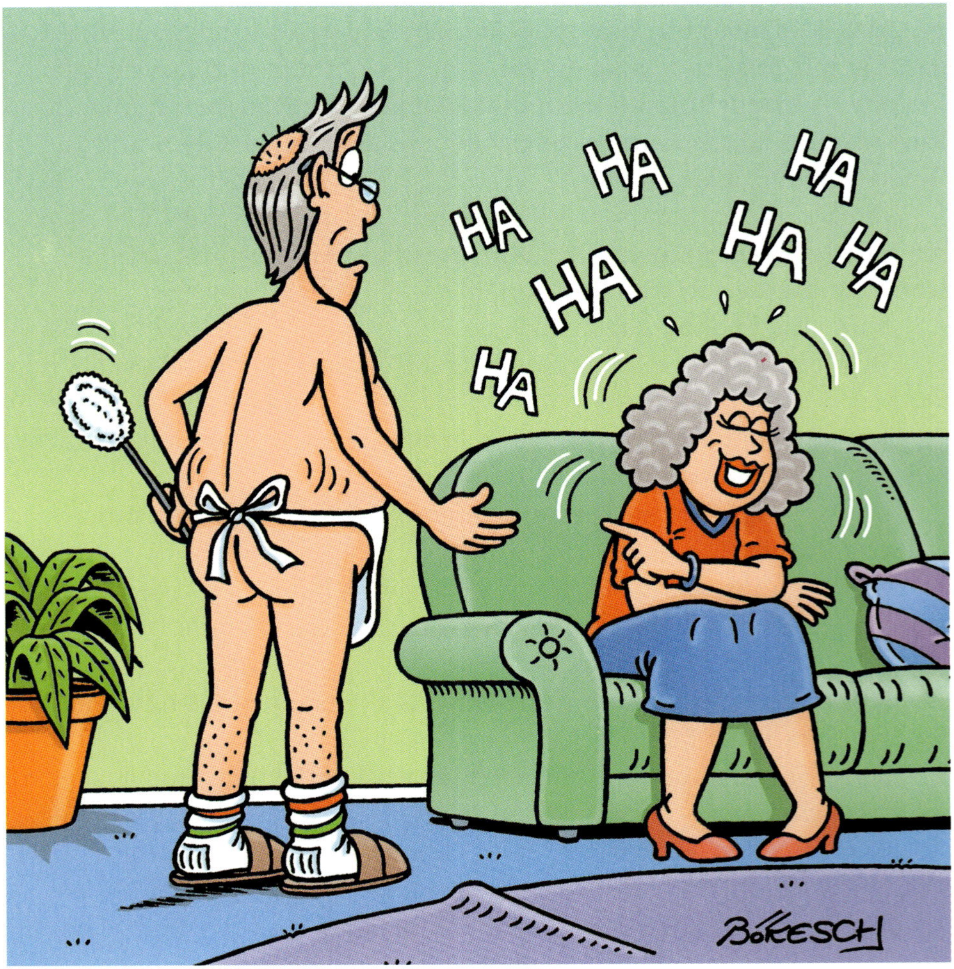

ALSO HÖR MAL, ANDERE FRAUEN ZAHLEN EINE MENGE GELD FÜR DIESE NACKTPUTZ-BOYS !

Idee, dich mit zu Gonzalez zu schleppen. Sonst hättest du deinen Kurt nie kennen gelernt. Ich weiß aber auch nicht, warum ich euch beide nicht schon früher richtig miteinander bekannt gemacht habe. Ich hätte doch sehen müssen, wie gut ihr zusammenpasst."

„Wer weiß, ob das ohne *Pam* und *Jean-Pierre* wirklich was geworden wäre", gibt Caroline zu bedenken.

„Tja, wer weiß das schon. Macht ihr eigentlich immer noch euer Rollenspiel als Vorspiel?"

Caroline lächelt etwas verlegen, dann nickt sie.

„Und das klappt immer? Das muss ich doch mal mit meinem Heinz versuchen."

„Na ja, es klappt nicht immer, aber auch wenn am Ende nichts passiert, haben wir immer sehr viel Spaß", räumt Caroline ein. „Vielleicht solltest du das wirklich mal versuchen. Wie wäre es denn damit, wenn ihr Chefarzt und Krankenschwester spielt?"

„Oder Heinz spielt einen Stripper, der mir ein Glückwunschtelegramm vortragen muss!", sagt Marie-Luise begeistert. „Übrigens, wo ich gerade von Strippern rede: Ich habe im Internet eine Seite mit Fotos von den Chippendales entdeckt. Willst du die mal sehen?"

Caroline täuscht Empörung vor: „Das erzählst du mir erst jetzt? Her damit."

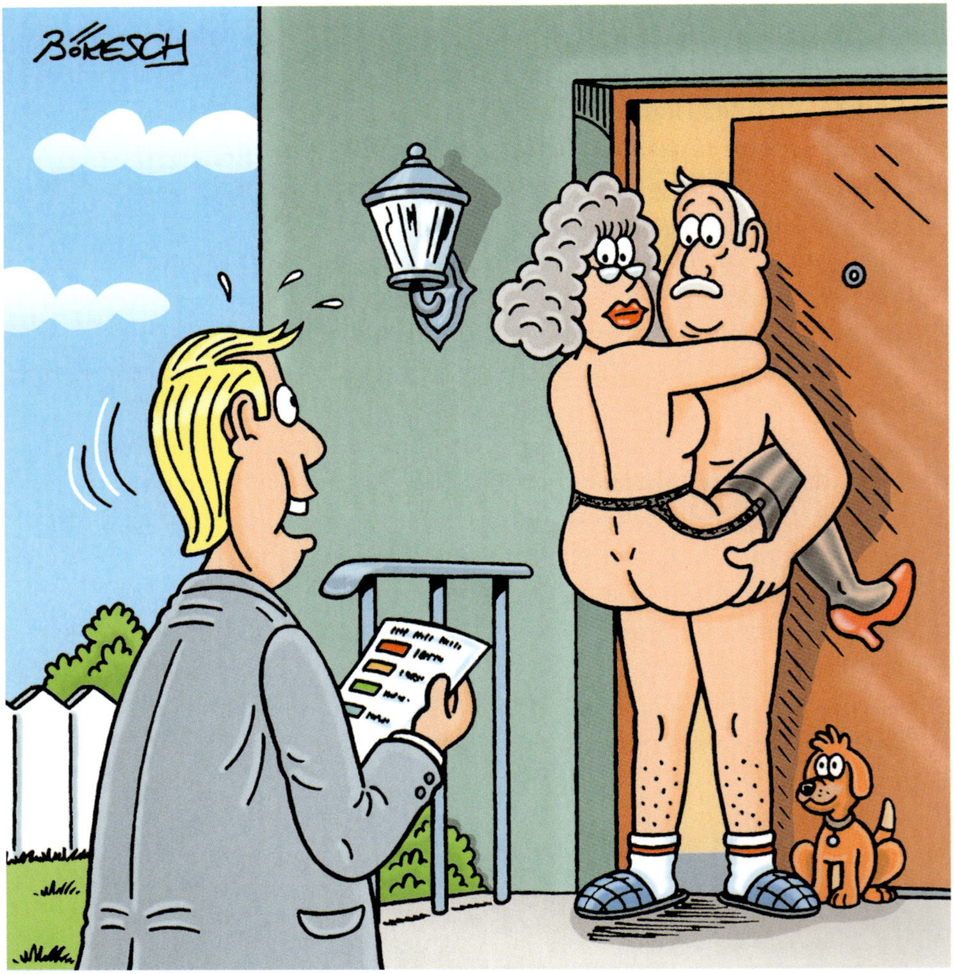

GUTEN TAG! ICH MACHE EINE UMFRAGE
ZUM THEMA "SEX IM ALTER"...!